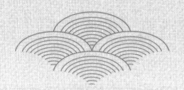

心血管保健
XINXUEGUAN BAOJIAN BAIWENBAIDA
百问百答

陈良龙　陈少琳
钟菊芳　庄玲丹　◎主　编

U0137678

海峡出版发行集团｜福建科学技术出版社
THE STRAITS PUBLISHING & DISTRIBUTING GROUP　FUJIAN SCIENCE & TECHNOLOGY PUBLISHING HOUSE

图书在版编目（CIP）数据

心血管保健百问百答/陈良龙等主编 . — 福州：福建
科学技术出版社，2023.8
ISBN 978-7-5335-7025-5

Ⅰ.①心… Ⅱ.①陈… Ⅲ.①心脏血管疾病—保健—
问题解答 Ⅳ.① R54-44

中国国家版本馆 CIP 数据核字（2023）第 091165 号

书　　名　心血管保健百问百答
主　　编　陈良龙　陈少琳　钟菊芳　庄玲丹
出版发行　福建科学技术出版社
社　　址　福州市东水路 76 号（邮编 350001）
网　　址　www.fjstp.com
经　　销　福建新华发行（集团）有限责任公司
印　　刷　福建省金盾彩色印刷有限公司
开　　本　889 毫米 × 1194 毫米　1 / 32
印　　张　5.5
字　　数　121 千字
版　　次　2023 年 8 月第 1 版
印　　次　2023 年 8 月第 1 次印刷
书　　号　ISBN 978-7-5335-7025-5
定　　价　48.00 元
书中如有印装质量问题，可直接向本社调换

| 编委名单 |

主　编　陈良龙　　陈少琳　　钟菊芳　　庄玲丹

副主编　陈文玲　　陈月秀　　林燕霞　　郑长华

编　委（按姓氏音序排列）

　　　　陈良龙　　陈凌霞　　陈少琳　　陈文玲

　　　　陈月秀　　陈　真　　邓惠敏　　丁汪汪

　　　　郭琳琳　　黄娇芬　　黄炜霞　　黄燕临

　　　　林　陈　　林燕霞　　罗紫琼　　彭　粲

　　　　詹水兰　　郑长华　　钟菊芳　　钟水英

　　　　庄玲丹

插　图　陈丽霞　　邓惠敏　　苏琼花　　郑长华

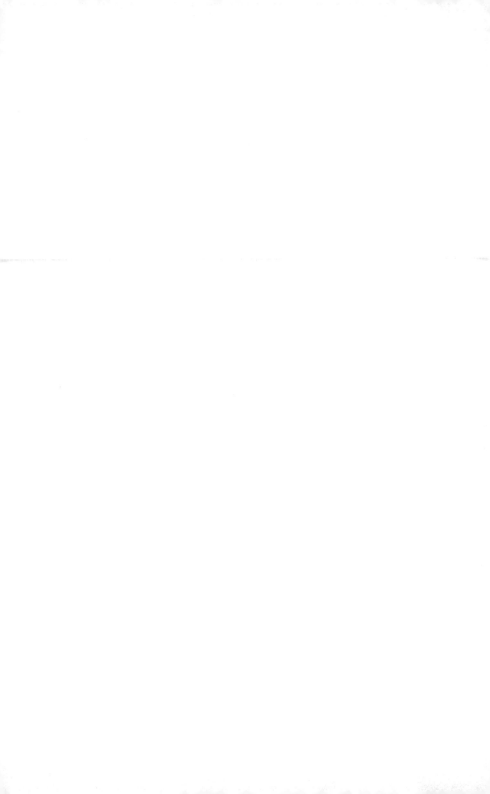

目录 CONTENTS

基础知识篇

一、心血管疾病基础知识

1. 心脏在身体的哪个部位

心脏在我们左右两肺之间，其 2/3 部分居胸腔左侧，1/3 部分居胸腔右侧。

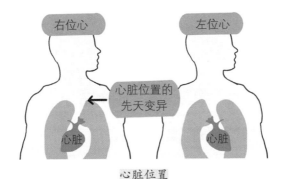

心脏位置

2. 心脏的内部结构是怎样的

心脏就像一栋两层小楼房，由两户人家合建的双拼别墅；每层均被房间隔和室间隔分成左右两户；左右两户又被瓣膜分成上下两层，形成"两房"、"两室"、"两堵墙"和"四扇门"。

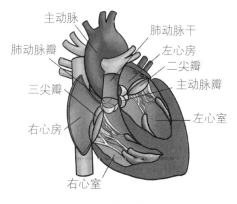

主动脉
肺动脉瓣
三尖瓣
右心房

肺动脉干
左心房
二尖瓣
主动脉瓣
左心室

右心室

心脏内部结构

"两堵墙"即房间隔和室间隔。左、右心房之间和左、右心室之间是互不相通的，各自有"墙"隔着。房间隔即左心房和右心房之间的墙；室间隔即左心室和右心室之间的墙。

"四扇门"即二尖瓣、三尖瓣、主动脉瓣、肺动脉瓣。心脏的"四扇门"均扮演单向阀门的角色，顺血流开放，逆血流关闭，保证循环血液沿着一个方向流动。二尖瓣即左心房和左心室之间的通道；三尖瓣即右心房和右心室之间的通道；主动脉瓣即左心室与主动脉之间的通道；肺动脉瓣即右心室与肺动脉之间的通道。

3. 给心脏提供营养的血管有哪些

心脏就好比一座小屋，心脏的血管就好比屋子里的水管。为心脏提供血液与营养的"水管"就是冠状动脉。冠状动脉的大分支多分布在心脏表面，小分支则由外向内进入心肌，最后形成一个血管网。

给心脏提供营养的血管主要有左冠状动脉（分支包括左主干、左前降支、左回旋支）及右冠状动脉。其中，左主干起源于主动脉根部左冠窦，然后分为左前降支和左回旋支。左前降支主要营养左心室心肌。左回旋支输送的血液主要营养心脏左侧方和下方心肌。右冠状动脉大部分起源于主动脉根部右冠窦，主要营养心脏右侧的心肌。

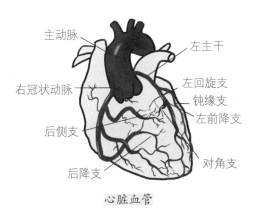

主动脉
左主干
右冠状动脉
左回旋支
钝缘支
左前降支
后侧支
对角支
后降支

心脏血管

4. 心脏的血管为什么会堵塞

心脏的血管好比"水管"，也会"生锈"。我们每个人生下来都有光滑通畅的心脏血管，可在漫长的岁月中，由于各种原因，心脏血管也会像用久了的水管，会生锈、老化，甚至发生堵塞。水管狭窄，水流就不通畅了。水管一旦堵死，则直接就断流了。心肌没有血液的营养，就会缺血，甚至坏死。

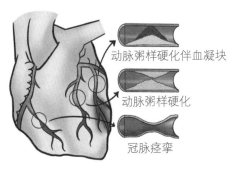

动脉粥样硬化伴血凝块
动脉粥样硬化
冠脉痉挛

心脏血管堵塞过程

5. 什么是动脉粥样硬化

动脉粥样硬化是以动脉管壁增厚变硬、失去弹性和血管管腔缩小为共同特点的一种最常见、最重要的血管病变。由于在动脉内膜积聚的脂质外观呈黄色粥样，故称为动脉粥样硬化。

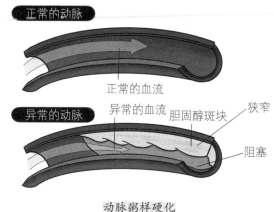

动脉粥样硬化

6. 人体的循环系统是如何工作的

血液在人体内按一定方向在心脏和血管系统中周而复始地流动，包括体循环（大循环）和肺循环（小循环），构成完整的循环系统。

体循环系统就像江河湖海，从源头（左心室）出发，形成主干道（大动脉），分支出无数小河道、小溪（中动脉和小动脉），为小湖泊（毛细血管网）周围的组织器官送去氧气和营养物质，再流向小溪、小河（小静脉、中静脉）、大江大河（大静脉），最终汇入大海（右心房）。

血液进入右心房后，再进入右心室，右心室通过收缩，把血液射入肺动脉，在肺部经过气体交换（氧气和二氧化碳），再回到左心房的过程叫做肺循环。

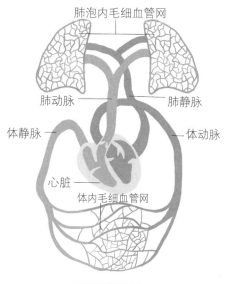

肺泡内毛细血管网

肺动脉 —— —— 肺静脉

体静脉 —— —— 体动脉

心脏 ——

体内毛细血管网

大小循环系统

7. 什么是血压

血液在血管内流动时，对血管壁造成的侧压力叫血压，压力过大的时候就叫做高血压。

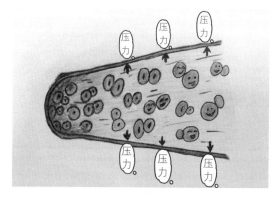

血压的形成原理

当心脏收缩、大动脉内的压力达到最高时，此时的压力即为收缩压（systolic pressure，SBP）；当心脏舒张、大动脉内的压力降到最低时，此时的压力即为舒张压（diastolic pressure，DBP）。血压的数值用 mmHg 或 kPa 来表示，1mmHg=0.133kPa，1kPa=7.5mmHg。

8. 正常血压是如何维持相对稳定的

当各种原因导致血压突然升高或降低时，人体能通过神经 – 体液调节系统将血压维持在正常水平。

9. 神经调节如何调节血压

在血管的主动脉弓上有主动脉体，颈部两侧的颈动脉窦有颈动脉体，它们都是重要且灵敏的压力感受器，能够及时发现血压的变化，并通知大脑，启动神经调节，将血压调至正常水平。但神经调节只对快速的血压改变起调节作用，而对缓慢升高或持续存在的高血压不敏感。

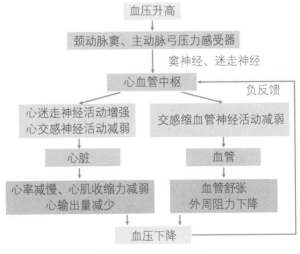

神经调节血压的机理

10. 为什么说请小心保护您的脖子

日常生活中经常见到因无意间压迫了颈动脉窦而导致血压下降、产生昏厥的事件。小孩用挂在脖子上的钥匙开房门时，钥匙带子压迫了颈动脉窦，引起血压下降；亲吻时，搂对方的脖子太紧或穿高硬领衣服转头过快等压迫了颈动脉窦，也会引起血压下降、头晕。这种昏厥被称为颈动脉窦性晕厥。

11. 压力感受器不灵敏会怎么样

压力感受器不灵敏容易导致体位性（直立性）低血压。如长时间卧床后突然坐起来，蹲久了突然站起来，会感到头晕。

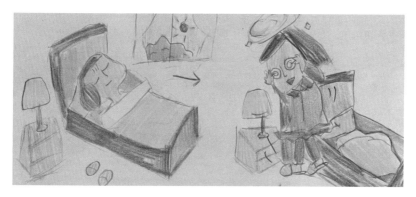

体位性低血压

12. 体液调节如何调节血压

要想维持血压，除了神经调节外，还需要体液调节参与。例如，当细胞外液量和血容量增加引起血压升高时，通过启动体液调节，增加肾脏排尿量，使细胞外液量减少，从而让血压恢复到正常水平；当细胞外液量和血容量减少时，肾脏排尿减少，有助于细胞外液量和血压的恢复。

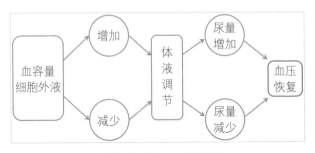

体液调节调控血压的机理

13. 血压会受哪些因素影响

正常血压存在生理变化，如表 1-1-1 所示。

表 1-1-1　血压生理变化

影响因素	血压变化
年龄	血压随年龄增长逐渐升高，收缩压升高更明显
性别	女性在更年期前，血压低于男性；在更年期后，血压与男性差不多
时间	通常夜间血压最低，白天血压偏高
环境	寒冷时，血压略有升高
体位	立位血压高于坐位血压，坐位血压高于卧位血压
部位	右手臂血压高于左手臂血压，大腿血压高于手臂血压
体型	高大、肥胖者血压较高

14. 一天之中血压是如何变化的

一天之中，血压不会保持在某个数值不变，而是呈有规律地变化。

一般在晨起后血压会明显升高，上午8时至10时达到高峰，之后下降，下午14时至17时之间，血压又会出现第2个小高峰，然后再平稳下降，在凌晨2时至3时降至最低。血压的变化曲线呈两高一低的"勺子"形态。所以在不同的时间测量的血压值会有差别。

15. 高血压有什么危害

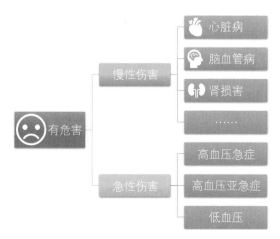

高血压的危害

16. 什么是心脏康复

心脏之于人体，好比一辆汽车的发动机，需要定时保养。心脏康复就好比教大家如何正确使用发动机，维护发动机，延长发动机使用寿命。

心脏康复是通过综合的康复治疗，使患者的临床症状得以缓解，从而提高患者日常生活能力，改善生活质量，回归正常社会生活，同时预防心血管疾病再发生。特别是心脏术后康复，我们又称之为"养心"。

17. 心脏康复的具体流程有哪些

心脏康复流程分为 3 期：Ⅰ期康复、Ⅱ期康复、Ⅲ期康复。

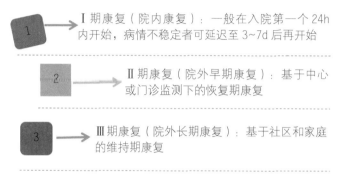

1 → Ⅰ期康复（院内康复）：一般在入院第一个 24h 内开始，病情不稳定者可延迟至 3~7d 后再开始

2 → Ⅱ期康复（院外早期康复）：基于中心或门诊监测下的恢复期康复

3 → Ⅲ期康复（院外长期康复）：基于社区和家庭的维持期康复

心脏康复流程

18. 心脏康复有哪些措施

心脏康复措施主要针对生活方式、规范用药、双心健康、健康评估、职业康复五大内容进行。

生活方式
合理饮食、戒烟、科学运动及睡眠管理

规范用药
规范用药是心脏康复的重要组成部分

双心健康
注重心脏功能的康复和心理健康的恢复

心脏康复五大措施

健康评估
生活质量评估与改善也是心脏康复的组成部分

职业康复
心脏康复的最终目标是使患者回归家庭和社会

心脏康复措施

二、心血管疾病常见检查

1. 血压的测量方法有哪些

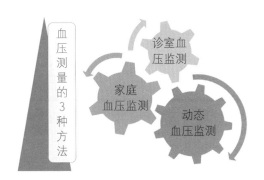

血压测量方法

2. 什么是心电图

心电图是临床上最为常见且经济方便的心脏检查方式，通过记录心脏电活动，可及时发现心脏是否有心律失常及心肌缺血等异常情况，对某些心血管疾病，如急性冠脉综合征、心肌炎、心包炎等的诊断有重要参考价值。

3. 什么是动态心电图

动态心电图是一种通过随身携带的记录器，连续不断地监测人体24h甚至更长时间的心电变化，可确定患者的心悸、头晕、昏厥等症状是否与心律失常有关，如心动过缓、心脏停搏、传导阻滞、室性心动过速等，也是监测心肌缺血的方法之一。

4. 做动态心电图时应注意什么

（1）穿宽松的衣服，女士最好不要戴胸罩。

（2）尽量保持皮肤清洁、干燥，避免电极片脱落。

（3）宜做适量运动，避免剧烈运动，特别是要避免双上肢的剧烈运动，以减少各种肌电干扰和伪差。

（4）不能接触辐射、放射性物质。比如尽量避免使用手机、微波炉、半导体收音机等。

（5）在检查期间应详细记录身体任何不适和运动时间，医生可以找出该时间段的心电图，分析有无变化，为诊治提供可靠依据。

5. 做了心电图检查还要做动态心电图吗

心电图和动态心电图是两种不一样的检查，医生会根据您的病情确定是否需要进一步完善动态心电图检查。

动态心电图可发现普通心电图不易发现的短暂性心律失常；可判断原因不明的心悸、胸痛、呼吸困难、头昏、眩晕、黑蒙及晕厥等症状是否属于心源性；对一过性心肌缺血的定性、定量作出诊断，用于心肌梗死恢复期的随访；选择安装起搏器的适应证，评定起搏器的功能，观察起搏器引起的心律失常等。

6. 什么是动态血压监测

动态血压监测（ambulatory blood pressure monitoring，ABPM）其实就是 24h 内进行数十次到上百次的血压测量。让受检者佩戴一个动态血压监测仪，在日常生活中自由行走，仪器会自动按设置好的时间间隔（一般白天 30min，晚上 60min）进行血压测量。

ABPM 数据包括收缩压、舒张压、24 小时平均动脉压、心率、日间平均血压、夜间平均血压、血压最高值和最低值、每小时平均血压、血压负荷、24 小时昼夜节律及变异性等。它对高血压的诊断和用药方面有极大的帮助。

7. 什么是心脏彩超

心脏彩超，又称彩色多普勒超声心动图，它可以评估心脏这间"屋子"的形态及功能。①"屋子"有多大：心房或者心室有无扩大。②"墙体"是否结实、增厚、变薄等：心肌有无缺损或者肥厚。③"门"关得严不严：心脏瓣膜的功能。④"屋子"功能情况：心脏的收缩和舒张功能。

以上这些指标对于心血管疾病的患者来说是至关重要的。例如：以收缩末期及舒张末期的容量计算左室射血分数（left ventricular ejection fraction，LVEF），可反映心脏收缩功能。正常情况下，LVEF > 50%，LVEF ≤ 40% 提示收缩功能障碍。心脏超彩可显示心动周期中舒张早期与舒张晚期心室充盈速度最大值之比（E/A），是临床上常用的判断舒张功能的方法，正常人 E/A 值 ≥ 1.2。

8. 什么是心脏 X 线检查

心脏 X 线检查就是我们常说的拍片，它可以看到心影大小及心脏外形，可为病因诊断提供重要依据。心脏扩大程度和动态改变也可间接反映心功能状态。肺淤血的有无及其程度可反映左心功能状态。

9. 冠状动脉 CT 造影的优势与不足是什么

冠状动脉 CT 造影可以看到冠状动脉的钙化情况，预测冠状动脉是否存在狭窄及狭窄的程度和部位。它的不足之处在于结果可能不准确，尤其是血管钙化严重时需要进一步做冠脉造影。

10. 什么是冠脉造影

冠状动脉造影（coronary angiography，CAG）简称冠脉造影，主要用于看心脏这间"屋子"的"水管"（冠状动脉）是否生锈、是否堵塞及堵塞程度。冠脉造影术准确性高，是目前冠状动脉粥样硬化性心脏病（简称冠心病）诊断的"金标准"，创伤小，痛苦少，技术成熟，安全性高。

检查方法：在局部麻醉下经皮穿刺外周动脉血管（桡动脉、肱动脉或股动脉等），将导管送到主动脉根部，进入左、右冠状动脉口，注入对比剂，利用 X 线成像技术可清楚地将冠状动脉显示出来，用于冠状动脉疾病的诊断。

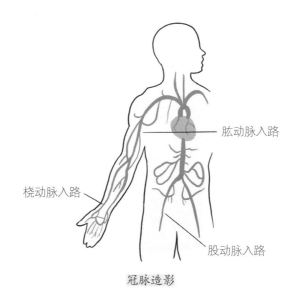

肱动脉入路

桡动脉入路

股动脉入路

冠脉造影

11. 冠状动脉 CT 造影和冠状动脉造影有什么区别

冠状动脉 CT 造影即我们常说的冠脉 CTA，它和冠状动脉造影还是有一定区别的，如表 1-2-1 所示。

表 1-2-1 冠状动脉 CT 和冠状动脉造影的区别

区别点	冠状动脉 CT	冠状动脉造影
是否需要住院	无需住院，门诊即可做	有创伤性，需要住院
费用	费用较低，操作比较简单	费用较高，操作复杂
准确性	诊断准确性欠佳，若发现问题还需进一步做冠状动脉造影	诊断准确性高，可以作出明确诊断，用来指导用药、决定是否植入支架或搭桥

12. 什么是六分钟步行试验

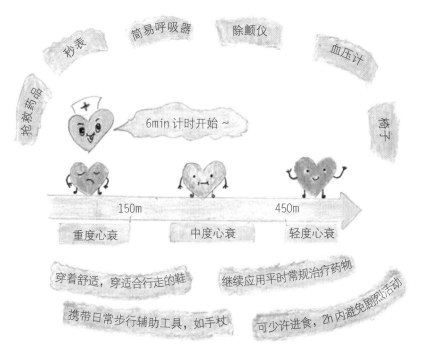

六分钟步行试验

六分钟步行试验（six-minute walking test，6MWT）是在平直走廊里尽可能快地行走，测定其 6min 的步行距离。若步行距离 < 150m，为重度心力衰竭；步行距离 150~450m，为中度心力衰竭；步行距离 > 450m，为轻度心力衰竭。

13. 心脏病患者都适合做六分钟步行试验吗

并不是所有人都适合做 6MWT。6MWT 适用于：①心力衰竭和肺动脉高压患者治疗前后的对比。②心力衰竭和心血管疾病患者功能状态的评价。③心力衰竭和肺动脉高压患者心血管事件发生和死亡风险的预测。

14. 哪些患者不能做六分钟步行试验

6MWT 有禁忌证和相对禁忌证。

（1）禁忌证：根据 2002 年美国胸科协会（American Thoracic Society，ATS）六分钟步行试验指南推荐，禁忌证为 1 个月内发生不稳定型心绞痛或心肌梗死。

（2）相对禁忌证：静息心率大于 120 次/分，收缩压大于 180mmHg，舒张压大于 100mmHg。但是在目前实践中，该禁忌证已经大大放宽。

15. 什么是心肺运动试验

心肺运动试验就是检测者在医生的指导下在心肺运动机上进行运动。整个运动过程中，医务人员会监测被测试者的心电、血压及血氧指标的变化，进而测算出被测试者的运动耐受量，评估被测试者的心肺功能。

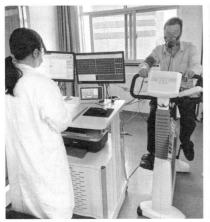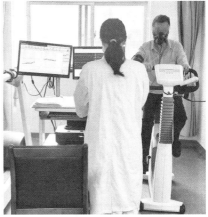

注意事项	（1）检查前可少量进食，禁饮含咖啡因的饮料，禁烟酒
	（2）检查时穿宽松舒适的衣服
	（3）放松心情，勿紧张，在医生指导下进行运动
	（4）详细告诉医生病史及运动感受，如有无胸痛、气促、头晕等不适

心肺运动试验

16. 什么是心肌核素检查

心肌核素检查，又称作心脏同位素检查，是将一种低能量、短半衰期的核素注入心脏血管内，通过闪烁照相机观察这些核素在心肌细胞上积聚了多少、缺如情况及数量变化，判断心肌的血流灌注情况和心肌细胞的功能状态。常用于心脏结构功能的评估及心肌梗死、存活心肌的判断等。

17. 为什么要查血常规

血常规主要包括红细胞、白细胞、血小板等，可以反映机体的免疫状态、供养状态和凝血状态，为心血管疾病诊断、治疗和预后提供依据。

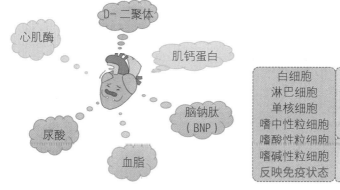

心血管疾病的常见抽血项目　　　血常规

18. 为什么要查凝血功能

凝血指标包括活化部分凝血活酶时间（activated partial thromboplastin time，APTT）、凝血酶原时间（prothrombin time，PT）、国际标准化比值（international normalized ratio，INR）、凝血酶时间（thrombin time，TT）、纤维蛋白原（fibrinogen，FIB）和 D- 二聚体，它们用于协助心血管疾病诊断及用药效果评价。

19. 为什么要查电解质

临床检测的电解质主要包括钾、钠、氯、钙、磷和镁，是血液中主要的化学元素。它们升高或降低，会导致某些疾病的发生。例如，血钾升高或降低，会导致各种心律失常。

20. 为什么要查血脂

血脂指标包括总胆固醇（total cholesterol，TC）、甘油三酯（triglyceride，TG）、低密度脂蛋白（low density lipoprotein，LDL）和高密度脂蛋白（high-density lipoprotein，HDL）。如果血脂异常，

容易造成"血稠"，沉积在血管壁上，逐渐形成小斑块，且日益增多、增大，逐渐堵塞血管，使血流速度减慢，严重时还会中断血流。

21. 为什么要查血糖

血糖过低会诱发脑血管意外、心律失常及心肌梗死。血糖过高会引起大血管病变，如主动脉、冠状动脉、脑基底动脉、肾动脉等动脉粥样硬化。糖代谢状态分布见表1-2-2。

表1-2-2 糖代谢状态分布

糖代谢分类	静脉血浆葡萄糖水平/（mmol/L）	
	空腹血糖（FPG）	糖负荷后2小时血糖（2hPPG）
正常血糖（NGR）	＜6.1	＜7.8
空腹血糖受损（IFG）	≥6.1，＜7.0	＜7.8
糖耐量减低（IGT）	＜7.0	≥7.8，＜11.1
糖尿病（DM）	≥7.0	≥11.1

注："空腹"的定义是至少8h没有摄入热量；"随机血糖"是指一天当中任意时间的血糖，不考虑上次进餐的时间，不能用于诊断IFG或IGT。

22. 为什么要检查甲状腺功能指标

甲状腺功能的指标主要包括：甲状腺素（thyroxine，T4）、血清三碘甲状腺原氨酸（triiodothyronine，T3）、促甲状腺激素（thyroid-stimulating hormone，TSH）、游离三碘甲状腺氨酸（free triiodothyronine，FT3）和游离甲状腺素（free thyroxine，FT4）。甲状腺功能异常会导致血压异常、心律失常以及心肌收缩力异常。甲状功能亢进时，可出现心率加快、心肌肥厚；甲状腺功能减退时，可出现心包积液。

23. 为什么要查尿常规

尿常规检测主要包括尿液的颜色、透明度、比重、pH 值及尿液中白细胞、亚硝酸盐、蛋白质、葡萄糖、尿酮体、尿胆原、尿红细胞等。它不仅可以反映泌尿系统本身的问题，还可以间接反映全身各系统的代谢情况。

24. 为什么要查粪常规

检查粪便可以了解消化道有无细菌、病毒、寄生虫感染及胃肠功能等。粪便隐血试验对消化道疾病诊断和鉴别有重要的价值，是消化道病变早期的"警报器"。心血管疾病患者常常需要服用预防血栓的药物，该类药物可能引起消化道出血，医生会根据隐血试验的结果来考虑用药方案。

25. 为什么要查心肌损伤标志物

心肌损伤标志物主要包括肌钙蛋白 I、肌钙蛋白 T、肌酸激酶（creatine kinase，CK）和肌酸激酶同工酶（creatine kinase isoenzymes，CK-MB）等。目前肌钙蛋白是诊断急性心肌梗死的首选标志物，并为危险分层提供了信息。CK-MB 也是诊断急性心肌梗死的重要标志物，其特征性的动态演变具有很高的特异性。

26. 为什么要查心脏功能标志物

心脏功能标志物包括 B 型利钠肽（b-type natriuretic peptide，BNP）和 N 末端 B 型利钠肽原（n-terminal b-type natriuretic peptide prosoma，NT-proBNP），是诊断急慢性心力衰竭很好的标志物，可用于心力衰竭筛查、诊断、鉴别诊断、病情严重程度及预后的评估、辅助临床决策的判断、出院后心血管事件风险的评估。NT-proBNP 诊断急性心力衰竭的参考数值见表 1-2-3。

表 1-2-3　NT-proBNP 诊断急性心力衰竭的参考数值

年龄 / 岁	参考值 /（pg/ml）
＜ 50	≥ 450
50~75	≥ 900
＞ 75	≥ 1800

若 NT-proBNP ＜ 300pg/ml 或 BNP ＜ 100pg/ml，可以排除急性心力衰竭；若 NT-proBNP ＞ 500pg/ml，提示短期死亡风险较高；若 NT-proBNP ＞ 1000pg/ml，提示长期死亡风险较高。

27. 为什么要查心血管炎性标志物

心血管炎性标志物包括 C 反应蛋白（c-reaction protein，CRP）、高敏 C 反应蛋白（high-sensitivity c-reactive protein，hs-CRP）和髓过氧化酶（myeloperoxidase，MPO），与心血管疾病的发病关系密切。

28. 为什么要查心肌纤维化标志物

心肌纤维化标志物包括血清可溶性人基质裂解素 2（soluble suppression of tumorigenicity 2，sST2）和半乳凝素 -3（galectin-3，Gal-3），它们是心肌纤维化和心室重构的新型生物标志物，对急慢性心力衰竭的危险程度及预后有参考意义。

29. 为什么要查血栓弹力图

相较于常规的凝血功能检查，血检弹力图具有较高的特异性，不仅能检测凝血功能和纤维蛋白溶解过程，也可用于检测血小板功能。在心血管疾病中，血栓弹力图主要用来监测患者的基础凝血情况，监测经皮冠状动脉介入治疗（percutaneous coronary intervention，PCI）术后抗血小板药物联合应用的效果，监测肝素及新型抗凝药物的疗效。

三、心血管疾病的常用药物

1. 什么是抗血小板聚集药物

抗血小板聚集药物是心血管科常用药物，是预防动脉血栓事件的基础药物，主要包括阿司匹林、氯吡格雷、替格瑞洛、替罗非班、西洛他唑等。

2. 服用阿司匹林时如何预防出血事件的发生

（1）剂量适宜：推荐剂量为 75~100mg/d，增加剂量不但不能增加获益，反而提高出血风险。

（2）选对剂型：阿司匹林肠溶片能够减少对胃的直接刺激，可减少胃肠道刺激症状。

（3）用药时间：推荐饭前或睡前服用阿司匹林肠溶片，可以减少药物在胃中的停留时间，减少对胃部的刺激。

3. 抗凝药物有哪些

常用的抗凝药物分为口服药物及注射制剂两种类型。口服药物包括华法林、利伐沙班、达比加群等。注射药物包括磺达肝癸钠、普通肝素、低分子肝素等。

4. 服用抗凝和抗血小板聚集药物的注意事项是什么

（1）在日常生活中，要注意避免磕碰，警惕出血相关症状，若出现皮肤淤青、血肿、牙龈出血、口鼻流血等症状，应及时去医院复查凝血功能。

（2）刷牙时动作要轻柔，使用软毛牙刷。避免抠鼻，预防跌倒、外伤等。

（3）延长穿刺针眼的按压时间。

（4）维生素 K 会减弱华法林的抗凝作用，因此服用华法林期间，应避免进食富含维生素 K 的蔬菜及水果，如柚子、菠菜、芒果、花菜等。

5. 皮下注射低分子肝素制剂后要注意什么

注射低分子肝素制剂后应注意以下两点。①正常情况下拔针后无需按压，若发生出血或渗液，以穿刺处为中心，垂直向下按压3~5min。②注射处禁止热敷、理疗、按揉，以免引起腹壁毛细血管破裂出血及大面积皮下瘀斑。

6. 什么是血管紧张素转换酶抑制剂（ACEI）

常见的血管紧张素转换酶抑制剂（angiotensin converting enzyme inhibitor，ACEI）有培哚普利、依那普利等。常见不良反应：①该类药物可能导致高血钾、血管神经性水肿。②无痰干咳，夜间更明显，有时伴有喉部发干、发痒，症状会随用药时间延长而减轻。

用药时需注意以下事项。①密切监测血压，避免突然改变体位。②注意监测血钾及肾功能情况。③若出现面部、唇部、舌头、声门、喉头水肿或休克等症状，立即停止用药，及时就医。

7. 什么是血管紧张素 II 受体拮抗剂（ARB）

常见的血管紧张素 II 受体拮抗剂（angiotensin II receptor antagonists，ARB）有缬沙坦、氯沙坦等，其咳嗽及血管性水肿等不良反应的发生率较低。若患者无法耐受血管紧张素转换酶抑制剂类降压药，建议使用血管紧张素 II 受体拮抗剂。

8. ACEI 及 ARB 类药物存在哪些不良反应

低血压

用药后可能发生低血压，应定期监测血压，避免突然改变体位

高血钾及肾功能不全

易导致高血钾及肾功能恶化，注意定期监测血钾及肾功能

血管神经性水肿

用药期间应注意是否出现血管神经性水肿，如面部、唇部、舌头、声门、喉头水肿等，若出现以上症状要立即停药，并即刻就诊

ACEI 类药物的特殊不良反应

服用 ACEI 类药物的部分患者可能出现无痰干咳，夜间更明显，并伴有头痛、头晕、乏力、胃肠道不适等症状，停药后以上症状可自行消失

9. 什么是钙通道阻滞剂（CCB）

常见的钙通道阻滞剂（calcium channel blocker，CCB）有硝苯地平、氨氯地平、地尔硫卓、维拉帕米等。常见不良反应：①可能会导致头疼、颜面潮红、多尿，一般随用药时间的延长症状可减轻或消失。②可能会出现踝部水肿。③可能会导致便秘。

用药注意事项包括以下三点。①如果服用的是控释片或缓释片，

请不要咬、嚼及掰断药片，当药物活性成分被吸收后，空药片会经肠道完整地排出，直肠切除后做回肠造口的患者不能使用本品。②长期服药者，应定期监测肝功能、肾功能，肝功能、肾功能受损者要谨慎使用。③平时要多吃富含粗纤维的食物，如青菜、香蕉、白薯等，应避免用力排便，必要时遵医嘱使用缓泻药。

10. 什么是利尿剂

常见的利尿剂有呋塞米、布美他尼、螺内酯等，易导致血电解质紊乱。

用药注意事项包括以下四点。①服药期间应定期监测血电解质及肝功能、肾功能。②若服用的是排钾利尿药，应警惕低钾血症，低钾易诱发心律失常，平时应多吃富含钾的食物，如鲜橙汁、柑橘、香蕉、深色蔬菜等。③若服用的是保钾利尿药，应警惕高钾血症，此外螺内酯还会引起男性乳房发育、面部多毛、运动失调等。④服药期间，应关注每日排尿情况，可记录24h尿量，从早上7时到次日早上7时，在没有大量饮水和出汗的情况下，每日尿量大致相等。

11. 什么是 β 受体阻滞剂

常见的 β 受体阻滞剂有普萘洛尔、美托洛尔、比索洛尔等。心率过慢是这类药物的常见不良反应。

用药注意事项包括以下四点。①定期监测血压、心率，心率应控制在55~70次/分，若发生心率过慢或低血压应立即就医，以便调整剂量。②不可随意停药，应根据医嘱缓慢减量至停药，否则会导致症状复发。③用药期间若准备住院接受手术，入院时需告知医生，以便医生根据具体情况调整药量。④美托洛尔缓释片采用微囊缓控释技术，可以掰开服用，但不能嚼或压碎，以免破坏微囊结构。⑤非选择性 β

受体阻滞剂，如普萘洛尔，会掩盖低血糖症状，糖尿病患者在服用时要警惕低血糖的发生。

12. 什么是血管紧张素受体脑啡肽酶抑制剂（ARNI）

常见的血管紧张素受体脑啡肽酶抑制剂（Angiotensin receptor neprilysin inhibitor，ARNI）有沙库巴曲缬沙坦钠片，目前主要用于慢性心力衰竭的治疗。与传统的五大类降压药物相比，其降压效果更加强效持久，与此同时还具有心脏、肾脏、血管靶器官保护作用。ARNI 不能与 ACEI 合用，必须在 ACEI 停药 36h 之后才能服用 ARNI。

13. 什么是洋地黄类药物

洋地黄类药物主要包括地高辛、毛花苷丙、毒毛旋花子苷 K 等。因为洋地黄有效治疗量与中毒量很接近，再加上患者个体差异较大，因此严格遵医嘱用药非常重要。

14. 洋地黄中毒有哪些表现

（1）各种心律失常，最常见的是室性早搏。

（2）胃肠道症状，如厌食、恶心、呕吐等。

（3）神经精神症状，如视觉异常、昏睡及精神错乱。不典型者仅表现为头痛、头晕、嗜睡及双手异常等。

15. 如果出现了洋地黄中毒，该怎么办

（1）应立即停用洋地黄类药物。

（2）血钾低者应静脉滴注氯化钾，血钾不低者可用苯妥英钠。

（3）室性心律失常者可以使用利多卡因。

（4）缓慢性心律失常者可以使用阿托品、异丙肾上腺素提高心率。

（5）心动过缓或完全性房室传导阻滞有发生阿－斯综合征可能的患者，可安装临时起搏器。

16. 血脂正常了，为什么还要继续服用他汀类药物

有些患者血脂不高，但有吸烟、高血压、高血糖、肥胖、衰老、遗传等引起动脉粥样硬化的风险因素，会有发生心肌梗死（简称心梗）、脑梗死（简称脑梗）的风险。他汀类药物不仅可以降低血脂水平，还可以稳定、逆转硬化斑块，预防心梗、脑梗的发生。所以即使血脂正常了，仍然需要坚持服用他汀类药物。

17. 服用他汀类药物时要注意什么

长期服用他汀类药物，常会导致血糖异常、肌病、肝功能异常等，所以应定期至医院复查肝功能、生化全套等。

血糖异常
临床中有糖耐量异常的报告，亦有低血糖反应的报告
肌病
少数患者会出现肌痛、肌无力、酸痛、乏力、小便茶叶色等症状，伴肌酸激酶升高等。若出现以上症状应及时就诊，在医生指导下进行药物减量或停药
肝功能异常
少数患者会有一过性血清转氨酶升高，轻度升高无需停药，若升高超过正常范围的 3 倍，应暂时停药
其他常见反应
头痛、胃肠道反应，多可耐受，无需停药

18. 什么时候能使用硝酸甘油

冠心病患者心绞痛急性发作时可以舌下含服硝酸甘油，急性心力衰竭患者也可以舌下含服硝酸甘油。硝酸甘油也可作为冠心病患者的预防性治疗，例如，在进行有可能导致心绞痛发作的活动之前的5~10min 舌下含服硝酸甘油。

19. 服用硝酸甘油的注意事项是什么

（1）避光存放，开启后 6 个月内有效。

（2）应舌下含服，舌下应保留一些唾液以帮助溶解，不可吞服。

（3）可能伴有头疼、面部潮红、心动过速、低血压等症状，含服时宜取坐位，避免低血压。

四、心血管疾病患者的自我管理

● 饮食管理

1. 心血管疾病患者如何吃得更健康

心血管疾病患者想要吃得更健康，就要做到合理膳食，要遵循低盐、低脂的原则，同时保证摄入足量的新鲜水果、蔬菜和肉类，摄入适量的坚果也是有益的。

2. 什么是合理膳食

（1）多吃富含钾、维生素及纤维素的食物。每天摄入 300~500g 新鲜蔬菜、200~350g 水果、50~100g 菌菇。

（2）多吃杂粮。多吃燕麦、薯类（土豆、芋头、地瓜等）、粗粮（玉米、各种颜色的大米等）、豆类（黄豆、赤小豆、绿豆、黑豆、毛豆等）。

（3）选择低脂肪、低胆固醇的优质蛋白。选择低脂或脱脂牛奶，每日摄入300g低脂或脱脂牛奶，相当于1盒纯牛奶或1盒酸奶，酸奶选择无糖的；选择鸡蛋清、豆制品、鱼虾贝类或去皮的禽肉，每天摄入40~75g禽肉，75g禽肉相当于2个鸡翅或8只虾；还可选择瘦肉，瘦肉和禽肉加起来，每日摄入不超过75g。

（4）选择优质脂肪。花生、松子等坚果及深海鱼类都含有多不饱和脂肪酸，适量摄入对心血管健康有益。

（5）少吃高钠食物。腌制及烟熏食品（咸菜、咸鱼、咸肉、火腿、酱鸭、卤肉等）、薯片、苏打饼干等多数口味偏咸，钠含量也高，要少吃。日常饮食以清淡为宜，要控制钠盐的摄入量。我国膳食指南推荐每日钠盐摄入量应少于6g，世界卫生组织推荐每日摄入量不超过5g，美国心脏协会推荐每日摄入量不超过3.75g。烹饪时除了盐，酱油、蚝油、甜酱等含钠高的调料也要少放。

（6）少喝各种鲜美的鱼汤、鸡汤、骨头汤，因为浓汤盐分、脂肪含量很高，应尽量少喝。

（7）少吃高脂肪、高胆固醇的食品。肥肉、动物内脏、油炸食品、蟹黄、鱼子等食物，富含脂肪与胆固醇，尽量少吃。

（8）少吃甜食，如冰淇淋、糖果、甜饮料、各种口味的夹心饼干、蛋糕等，每日摄入的糖不超过25g。

3. 为什么要低盐饮食

为什么要减少盐的摄入呢？高盐摄入一般指吃的咸、重口味，是高血压发病的重要的危险因素之一，同时也使心血管疾病发病与死亡风险增加。适度减少盐的摄入，能降低正常血压者和高血压患者的收缩压与舒张压。长期限盐有助于降低血压，同时减少降压药的用量；有助于预防或减缓随年龄增长而升高的血压，减少心血管疾病发病与死亡的风险。令人担忧的是，我国城乡居民平均每人每日盐摄入量为12g，远远高出了《中国居民膳食指南》推荐的6g。

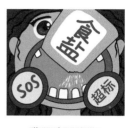

警惕食盐超标

4. 摄入钠盐量的标准是什么

参照《中国居民膳食指南（2022）》，我们整理了不同人群的钠盐摄入量，如表1-4-1所示。

表1-4-1　《中国居民膳食指南（2022）》推荐不同人群的钠盐摄入量

人群分类	每日钠盐摄入量/g
正常成年人	≤6
<1岁	无盐饮食
1~6岁	≤2
6~14岁	<5
高血压和心脑血管疾病患者	4~6
肾功能不全者	<3

5. 如何做到低盐饮食

（1）设小目标，逐步减量。习惯重口味，若突然让您选择清淡饮食，不适应是必然的。那么我们可以分步走，先设立几个小目标，用逐渐减量的方法来达到每日食盐摄入量小于6g的目标。经过21~28d，人的味觉就能逐渐适应低盐饮食。

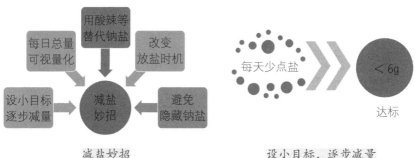

减盐妙招

设小目标，逐步减量

（2）每日总量，可视量化。使用控盐罐、控盐勺，可以按自家人口数计算出每天所需总盐量，用盐勺量取好放在盐罐，分配到一日三餐中，每餐定量使用食盐。假设家里有 3 口人，一天的食盐总量就是 18g，那么一餐的食盐量就是 6g。

（3）用酸辣等代替钠盐。多用醋、具有酸味的天然食物（如柠檬、番茄等）和不含盐的调味品（如花椒、辣椒、葱、姜、蒜等）来弥补口感。把家里的普通食盐换成低钠盐。低钠盐又称长寿盐、健康盐、保健盐，含有65%氯化钠、25%氯化钾、10%氯化镁

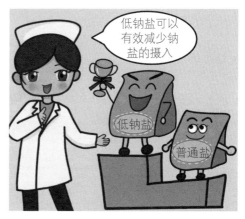

用低钠盐代替普通盐

和硫酸镁，可有效防治高血压、冠心病、脑卒中等心脑血管疾病。肾功能良好者，使用含钾的低钠盐，减少钠的摄入。

（4）改变放盐时机。烹饪时不放盐，在进餐时根据个人口味加盐，这样盐分还没有深入到食物内部，放到嘴里照样能吃出咸味。

（5）避免隐藏的钠盐。有些食物不咸，但内部却藏了很多盐，如味精。每 100g 味精中含盐量为 20.7g，远高于人们印象中很咸的豆瓣酱、辣酱等。蜜饯、果干、薯片等吃起来没什么咸味的食物其实也是藏盐大户，所以不要认为口感不咸就能不忌口，一不小心您的摄盐量就超标了。常见食物含盐量如表 1–4–2 所示。

表 1–4–2　常见食物含盐量

食物种类	名称与重量	含盐量 /g
果脯蜜饯类	10 颗话梅 35g（可食部分 14g）	3.4
	100g 杏脯	2.2
	100g 山楂蜜饯	1.5
干果零食类	1 把瓜子 50g（可食部分 26g）	1.4
薯片饼干类	1 袋饼干 100g	1.9
	1 袋锅巴 100g	1.3
肉类加工品	1 根火腿肠 105g	2.8
	1 袋泡椒凤爪 100g	2.8
酱腌菜类	1 块腐乳 10g	5
	1 袋榨菜 80g	4.7
	1 个咸鸭蛋 50g	2.5

大家在购买食品时，可以查看食品营养成分表，根据每 100g 食物中钠含量判断食物是否适合食用。100g 食物里，含钠量低于 0.1g 为低盐食品，0.2~0.4g 为中盐食品，高于 0.5 克为高盐食品。1g 钠约相当于 2.5g 盐，例如，100g 的威化饼干，含钠量是 0.5g，那么换算

成盐就是 1.25g。

6. 是不是盐摄入越少越好呢

虽然高盐饮食不健康，但无盐饮食也是不推荐的。长期低盐或者无盐饮食，可导致食欲不振、全身乏力等症状，所以不能一点盐都不吃。

7. 如何做到低脂饮食

（1）要选用植物油，如橄榄油、茶油。每日烹调油量小于25g，约 2.5 汤匙。要注意控制烹调温度，油温不宜太高，油温越高、烹调时间越长，不饱和脂肪酸氧化越快，营养成分流失越多。

（2）减少饱和脂肪酸和高胆固醇食物，如肥肉、动物内脏、蟹黄、鱼籽、蛋黄、鱿鱼等摄入。

（3）减少反式脂肪酸食物，如含人造奶油食品及油炸食品，包括各类西式糕点、巧克力派、咖啡伴侣、方便面等的摄入。

8. 如何选择健康的食物

（1）进食富含钾的食物，如油菜、菠菜、小白菜及西红柿等。钾不仅能保护心肌细胞，还能缓解钠摄入量过高引起的不良后果。但高血压并发肾功能不全时，不宜吃富含钾的食物，否则会因尿量减少而导致体内钾蓄积过多，导致心跳紊乱，甚至心搏骤停。

（2）进食富含膳食纤维的食物，如燕麦、薯类、粗粮、杂粮等。

（3）进食富含优质蛋白的食物，如脱脂奶粉、鸡蛋清、鱼类、去皮禽肉、瘦肉、豆制品等。每天摄入的蛋黄不超过 1 个。

（4）适量饮用咖啡、绿茶和红茶。有益的饮料包括木槿花茶、石榴汁、甜菜根汁和可可粉饮料。

健康食物的四大要素　　　　　远离饱和、反式脂肪酸

9. 心血管疾病患者可以饮酒吗

酒精与血压水平、高血压患病率和心血管疾病风险之间存在正相关，推荐高血压患者不饮酒，饮酒者建议戒酒。

10. 心力衰竭患者可以少量饮酒吗

心力衰竭患者不可以饮酒。酒精会兴奋交感神经，使心跳加快，心肌耗氧量增加，从而加重心脏负担，可能诱发心力衰竭。

《柳叶刀》发布了全球疾病负担分析研究结果：每周摄入酒精量为零标准杯时，可最大限度地减少饮酒对健康的伤害。相较于完全不饮酒者，每日饮用 1 标准杯者的疾病风险增加 0.5%；每日饮用 2 标准杯者的疾病风险增加 7%；每日饮用 5 标准杯者的疾病风险增加 37%。因此，最安全的饮酒量是"不饮酒"。

11. 什么是地中海饮食

地中海饮食（Mediterranean Diet，MD），也称克里特岛饮食，要求每天多吃蔬菜、水果、谷物、豆类，少吃红肉，尽量使用白肉和鱼类来补充蛋白质，并使用含不饱和脂肪酸的橄榄油作为脂肪的主要来源。选用当地应季新鲜食材，食物的加工应尽量简单。

研究发现，地中海饮食可将心血管疾病风险降低 24.7%~28.1%。并且，地中海饮食的预防效果对男性更为明显，降低心血管疾病风险达 33.1%。

● 运动管理

1. 心血管疾病患者的运动形式有哪些

运动的形式和运动量均应根据个人的兴趣、身体状况而定。

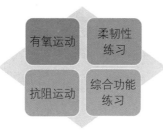

有氧运动　柔韧性练习　抗阻运动　综合功能练习

心血管疾病患者的运动形式

2. 什么是有氧运动

有氧运动是指利用氧气代谢产生能量供给的运动，能量的主要来源是脂肪。常见运动形式有快走、慢跑、骑自行车、秧歌舞、广播体操、有氧健身操、登山、爬楼梯等。

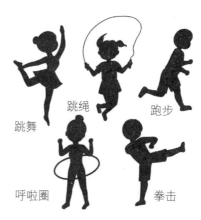

跳舞　跳绳　跑步　呼啦圈　拳击

有氧运动

3. 走路运动，您"走"对了吗

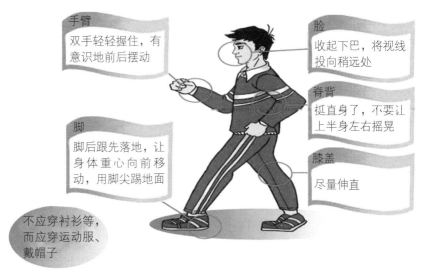

手臂
双手轻轻握住，有意识地前后摆动

脸
收起下巴，将视线投向稍远处

脊背
挺直身了，不要让上半身左右摇晃

脚
脚后跟先落地，让身体重心向前移动，用脚尖踢地面

膝盖
尽量伸直

不应穿衬衫等，而应穿运动服、戴帽子

如何正确走路

4. 什么是无氧运动

无氧运动是指不利用氧气代谢产生能量供给的运动，短时间即可以锻炼肌肉力量，如短距离快跑和举重。能量的主要来源是糖类物质。

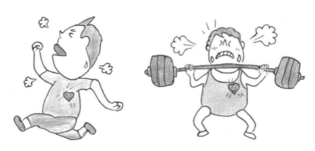

无氧运动

5.什么是抗阻运动

抗阻运动可以增加肌肉量，增强肌肉力量，减缓关节疼痛，增加人体平衡能力，防止跌倒，改善血糖水平。建议高血压患者每周进行2~3次力量练习，两次练习间隔48h以上。生活中的推、拉、拽、举、压等动作都属于力量练习，也可采用多种运动方式和器械设备，针对每一个主要肌群进行力量练习，每组力量练习以重复10~15次为宜。

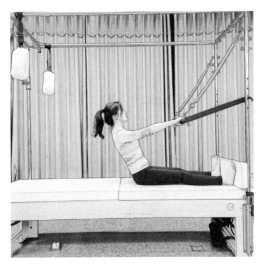

抗阻运动

6.什么是柔韧性练习

柔韧性练习可以改善关节活动度，增强人体的协调性和平衡能力，防止摔倒。建议每周进行2~3次柔韧性练习，在做柔韧性练习时，每次拉伸达到拉紧或轻微不适状态时应保持10~30s，每一个部位的拉伸可以重复2~4次，累计60s。

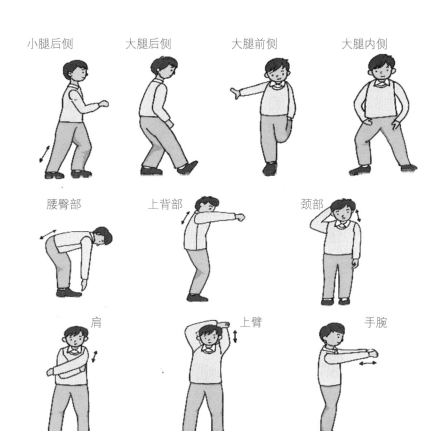

小腿后侧　　大腿后侧　　大腿前侧　　大腿内侧

腰臀部　　上背部　　颈部

肩　　上臂　　手腕

拉伸运动

7. 什么是综合功能练习

综合功能练习包括瑜伽、太极、柔力球、乒乓球、羽毛球等，可以改善人体平衡、灵敏、协调和步态等动作技能，可以改善身体功能，预防老年人跌倒。

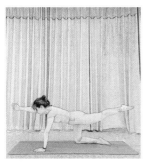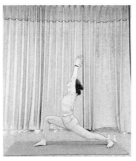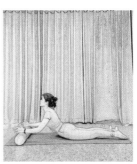

综合功能练习

8. 有什么简易的被动运动和主动运动

（1）被动运动。①人工挤压腓肠肌，30min/次，1日3次。②足踝关节旋转运动，30次/组，1日6组。

（2）主动运动。①双足屈伸运动：背伸15~20次/组，持续5min，每天3组。②直腿抬高：抬高时适当停留5~10s，15~20次/组，持续5min，每天3组；一只脚伸直，缓慢抬起，另一只脚放松，然后双脚交换动作。

9. 自觉状态不错就可以随时开始运动吗

运动前要进行评估，了解身体状态、危险分层及影响疗效的各种因素。医生和运动康复师根据总体评估情况共同制定安全的运动处方。运动康复强调循序渐进。

10. 运动前评估内容有哪些

（1）病史采集：了解心血管疾病史、用药情况、症状、体征等。

（2）实验室检查：BNP或NT-proBNP的测定。

（3）功能学检查：心电图、超声心动图、运动负荷试验及其他肌力和肌耐力徒手评估方法等。运动负荷试验是最重要的评估手段，包括心肺运动试验、六分钟步行试验等。

（4）社会心理状态和生活质量评估。

（5）了解并记录日常运动习惯、饮食习惯等，检查是否有限制运动的因素。

11. 什么是肌力和肌耐力徒手评估方法

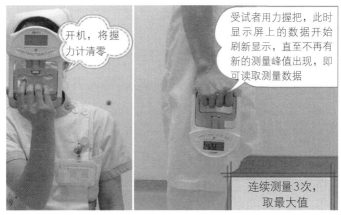

握力测试

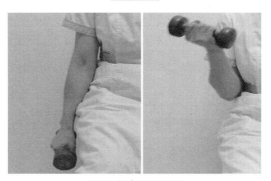

30秒手臂屈曲试验

肌力和肌耐力徒手评估方法的操作、意义见表 1-4-3。

表 1-4-3　肌力和肌耐力徒手评估方法

评估方法	评估意义	操作方法
握力测试	衡量上肢功能	通过握力计测量个体在抓握物体时产生的最大力量，最大握力值达到 9kg 是满足日常生活各种活动的最低值
30s 手臂屈曲试验	评估上肢肌群力量	测试受试者 30s 内优势手负重情况下完成前臂屈曲的次数，测试时男性抓握 3.6kg 哑铃，女性抓握 2.27kg 哑铃
30s 椅子站立试验	评估下肢肌群及核心肌群力量	测试受试者在 30s 内完成由"坐位"转换为"站立位"的次数
爬楼梯试验	评估腿部力量	测量受试者爬 10 级楼梯所需的时间

12. 运动处方包括哪些内容

医生制定的运动处方包括运动频率、运动强度、运动种类及运动时间。

13. 如何规范安排运动时间和频率

每次运动的内容应包含热身运动 5~10min、基本运动 15~30min（可以是有氧运动、抗阻运动或柔韧性练习）和放松运动 10min，每周至少运动 5 次。

如果每次运动不能保证较长时间，也可以进行多次相对短时间的零散运动。例如，将一次连续 30min 的运动分解为 3~4 次的单次运动。经过几周，随着每次运动时间的延长，休息时间相应缩短，直至可以完成连续的 30min 运动。

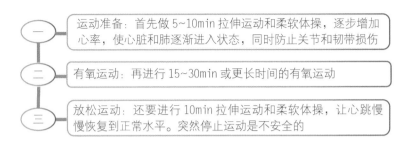

一　运动准备：首先做 5~10min 拉伸运动和柔软体操，逐步增加心率，使心脏和肺逐渐进入状态，同时防止关节和韧带损伤

二　有氧运动：再进行 15~30min 或更长时间的有氧运动

三　放松运动：还要进行 10min 拉伸运动和柔软体操，让心跳慢慢恢复到正常水平。突然停止运动是不安全的

运动流程

对于缺乏运动和运动能力低下的人，可以先从少量（每周 60min 左右）运动开始，习惯了以后再逐渐增加时间。

持续、规律的运动是非常重要的，如果只在休息日进行长时间的运动并不能达到理想的效果。

14. 运动过程中要怎么掌握运动目标强度

运动强度常用运动时最大心率来评估，最大心率 =220- 年龄。中等强度运动为能达到 60%~70% 最大心率的运动。

例如，您的年龄为 50 岁，那么最大心率为 220-50=170 次 / 分，运动时的心率应在 102~119 次 / 分才算达到中等强度，也是最适宜的运动强度。因此，我们可以通过测量脉搏来掌握运动目标强度。

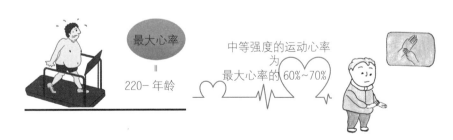

最大心率 = 220- 年龄

中等强度的运动心率为最大心率的 60%~70%

运动目标强度

15. 什么是 Borg 指数

所谓 Borg 指数，是指将患者自我感觉分为 6~20 级来评价的主观运动强度。Borg 指数在 11（轻松）至 13（稍累）之间是适宜的运动强度。

您感觉现在有多用力？（请打分，6~20 分）

6 7 8	极轻
9 10	很轻
11 12	比较轻
13 14	有点用力
15 16	用力
17 18	很用力
19 20	极用力

Borg 劳累评估量表

16. 运动过程中要注意什么

（1）选择合适的时间，夏天应避开中午艳阳高照之时，冬天要注意保暖。清晨血压常处于较高的水平，也是心血管事件的高发时段，因此最好选择下午或傍晚进行锻炼。

（2）一定不能空腹，以免发生低血糖。当出现胸痛、气短加重、下肢浮肿等症状时，应立即停止运动。

（3）穿舒适吸汗的衣服，选棉质布料、运动鞋等。

（4）选择安全的场所，如公园、学校，不要在巷道、马路边进行运动。

（5）运动时保持正确姿势，避免受伤。

（6）运动后不宜马上洗澡，建议在运动后休息 1h 再洗澡。

17. 如何让运动变得更容易

（1）选择自己喜欢的、适合自己的运动方式。

（2）和家人或朋友一起参加运动。

（3）每周安排规律的运动锻炼时间。

（4）运动时穿舒服的衣服和鞋子。

（5）从低强度运动开始，逐渐找到适合自己的运动强度。

18. 缺乏锻炼时间怎么办

适当增加生活中的体力活动，如适当做些家务或步行购物等，使每天的步行总数接近或达到 10000 步。

● 戒烟管理

1. 为什么要戒烟

（1）烟草中含有多种致癌物质，使吸烟者的患癌概率增加；吸烟使心跳加快，血压升高，促使血液形成凝块，导致血栓形成，诱发心脏病。

（2）二手烟会降低免疫力，影响孩子的生长发育，对家人的健康造成不利的影响。

（3）戒烟不仅能节省买烟的费用，还可以减少吸烟带来的一系列健康开支。

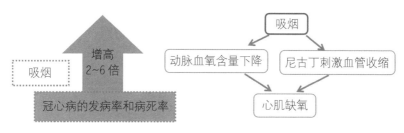

吸烟有害健康

2. 如何戒烟

首先，您要有戒烟的意愿，然后和家人一同做好戒烟计划。①设置戒烟日期，就是您计划开始戒烟的日期。②选择戒烟方式，减少每天吸烟的数量，或推后每日第一支烟的时间，还可以用零食等代替烟。③计划"戒烟日"，就是完全戒除吸烟的日子。④在"戒烟日"到来的这天，把您生活周边所有有关香烟的物品，如烟灰缸、打火机等统统清理干净。

戒烟除了自己不吸烟，也要避免吸二手烟，要知道二手烟的危害并不亚于自己吸烟。

戒烟小技巧

（1）把与吸烟有关的所有用品扔掉

（2）避开吸烟场所，如朋友吸烟，告知其您已戒烟

（3）家属及日常照顾者要积极支持、监督患者戒烟

（4）烟瘾来时，可以嚼口香糖，并且转移自己的注意力，可以做些自己感兴趣的事情，如看报纸、散步等

戒烟小技巧

3. 想戒烟，但总是戒不掉，该怎么办

对很多人来说，戒烟真的很难。戒烟贵在坚持，不仅需要制定合理的戒烟计划，还需要家人、朋友等的帮助，烟瘾严重的人需要在医务人员的指导下使用药物进行戒烟。如果自己不能够很好地戒烟，那可以到专业机构的戒烟门诊寻求帮助。

● 心理管理

1. 压力会影响心血管疾病吗

压力会给身心带来各种各样的影响，人一旦承受过大的压力，交感神经就会受到刺激，进而导致心率增快、血压升高。当身体长期承受着慢性压力时，交感神经长期处于兴奋状态，这种兴奋状态会引起心绞痛、心肌梗死发作，还会降低心肺功能。

2. 缓解压力的方法有哪些

每个人对压力的感觉都不一样，因此有各种各样的减压方法。以下介绍 4 种常见的方法。

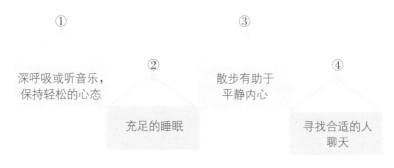

①
深呼吸或听音乐，保持轻松的心态

②
充足的睡眠

③
散步有助于平静内心

④
寻找合适的人聊天

缓解压力的方法

3. 失眠对心血管疾病有影响吗

失眠与心血管疾病，包括高血压、冠心病、心力衰竭等的发病率和死亡率之间存在一定的关联性。

（1）失眠与高血压：失眠引起交感 – 肾上腺髓质系统活性增高、交感神经兴奋及醛固酮分泌增多，导致周围血管收缩，血压升高、心率增快。

（2）失眠与冠心病：失眠使交感神经兴奋、炎症因子分泌增多，使冠心病患者的血压或心率升高、血小板聚集、血液黏稠度增加，降低动脉粥样硬化斑块的稳定性，从而引起心血管事件的发生。

（3）失眠与心力衰竭：失眠导致交感神经系统兴奋性增高，外周血管收缩，回心血量增加，心脏前负荷增高，心力衰竭症状加重。

4. 为什么消极的情绪会使病情加重呢

持续的焦虑和抑郁，会通过多种途径促进心血管疾病的发生和发展。其中神经 – 内分泌 – 免疫系统相互作用，是精神心理因素对心血管系统产生影响的重要生物学机制。

如果把人体比作一个世界，这个世界整体和平，但局部存在纷争，而焦虑抑郁等负面情绪就是那些添油加醋的和平破坏者，进而导致战争的持续或加剧。

5. 怎么确定是否真的存在焦虑或抑郁呢

如果不确定自己是否存在焦虑或抑郁，可以先采用"三问法"或"二问法"进行初筛。

"三问法"如下。

（1）是否有睡眠不好，已经明显影响白天的精神状态或需要用药。

（2）是否有心烦不安，对以前感兴趣的事情失去兴趣。

（3）是否有明显身体不适，但多次检查都没有发现能够解释器质性心血管疾病的原因。

3个问题中如果有2个回答是，符合精神障碍的可能性约80%。

"二问法"如下。

采用《广泛性焦虑障碍量表（GAD-2）》和《健康问卷2项（PHQ-2）》两套问卷进行筛查，如表1-4-4~5所示。

表1-4-4 广泛性焦虑障碍量表（GAD-2）

在过去两个星期内，有多少时候您受到以下问题的困扰？请用"√"勾选您的答案。

项目	完全没有	几天	一半以上的天数	几乎每天
（1）感觉紧张、焦虑或急切	0	1	2	3
（2）不能够控制或停止担忧	0	1	2	3

注：GAD-2是临床诊断筛选高危人群的第一步，用于初步筛查焦虑高危人群，当评分≥3分时继续使用GAD-7。

表1-4-5 健康问卷2项（PHQ-2）

在过去两个星期内，有多少时候您受到以下问题的困扰？请用"√"勾选您的答案。

项目	完全没有	几天	一半以上的天数	几乎每天
（1）做事时提不起劲或没兴趣	0	1	2	3
（2）感到心情低落、沮丧或绝望	0	1	2	3

注：PHQ-2是临床诊断筛选高危人群的第一步，用于初步筛查抑郁高危人群，当评分≥2分时继续使用PHQ-9。

6. 经过初筛发现存在问题时，还可以使用哪些量表进一步评估

推荐使用《健康问卷 9 项（PHQ-9）》《广泛性焦虑障碍量表（GAD-7）》进一步进行评估，如表 1-4-6~7 所示。

表 1-4-6 广泛性焦虑障碍量表（GAD-7）

在过去两个星期内，有多少时候您受到以下问题的困扰？请用"√"勾选您的答案。

项目	完全没有	几天	一半以上的天数	几乎每天
（1）感觉紧张、焦虑或急切	0	1	2	3
（2）不能够控制或停止担忧	0	1	2	3
（3）对各种各样的事情担忧过多	0	1	2	3
（4）很难放松下来	0	1	2	3
（5）由于不安而无法静坐	0	1	2	3
（6）变得容易烦恼或急躁	0	1	2	3
（7）感到似乎将有可怕的事情发生而害怕	0	1	2	3

注：每个条目的分值设置为 0~3 分，共有 7 个条目，总分值 21 分。根据分值评估焦虑程度。0~4 分无焦虑，5~9 分有轻度焦虑，10~14 分中度焦虑，15 分以上重度焦虑。

表 1-4-7　病人健康问卷 9 项（PHQ-9）

在过去两个星期内，有多少时候您受到以下问题的困扰？请用"√"勾选您的答案。

项目	完全没有	几天	一半以上的天数	几乎每天
（1）做事时提不起劲或没兴趣	0	1	2	3
（2）感到心情低落、沮丧或绝望	0	1	2	3
（3）入睡困难、睡不安稳或睡眠过多	0	1	2	3
（4）感觉疲乏或没有活力	0	1	2	3
（5）食欲不振或吃太多	0	1	2	3
（6）觉得自己很糟，或觉得自己很失败，或让自己或家人失望	0	1	2	3
（7）对事物专注有困难，例如阅读报纸或看电视时不能集中精力	0	1	2	3
（8）动作或说话速度缓慢到别人已经察觉，或正好相反，烦躁或坐立不安、动来动去的情况更胜于平常	0	1	2	3
（9）有不如死掉或用某种方式伤害自己的念头	0	1	2	3

注：每个条目的分值设置为 0~3 分，共有 9 个条目，总分值 27 分。根据分值评估抑郁程度。0~4 分无抑郁，5~9 分有抑郁症状，10~14 分明显抑郁症状，15 分以上重度抑郁。

7. 经测试有焦虑或抑郁，怎么办

（1）到心理门诊咨询，寻求帮助。

（2）在专业人员指导下进行认知行为疗法、正念减压、光疗法、人际疗法、心理动力疗法等。

（3）遵医嘱服用抗焦虑或抗抑郁药物。

（4）保证足够的睡眠，如有睡眠问题，及应时就诊，尽早控制失眠。

（5）寻找适合自己的减压方式。

8. 如果任由焦虑或抑郁发展，对心血管疾病有影响吗

精神心理因素不仅会增加心血管疾病的风险，还会影响心血管疾病的康复。在慢性心力衰竭患者中，焦虑和抑郁的情绪十分常见，这些不良情绪不仅降低患者的生活质量、治疗依从性，而且增加患者的死亡率。所以，如果有发现焦虑、抑郁等问题，应及时就诊。

9. 减压方式有哪些

（1）选择自己喜欢的业余活动：阅读喜欢的书、报纸；养花饲草；欣赏自己喜欢的影视作品；积极参加公益活动。

（2）通过健康的习惯对抗压力：与家人、朋友交谈；尝试每天散步、跳舞等。

（3）音乐疗法：听音乐或唱歌能有效缓解抑郁症状。

（4）运动疗法：运动不仅能改善情绪状态，还能改善心血管疾病的预后。

（5）减压疗法：腹式呼吸、放松训练、冥想等。

10. 腹式呼吸怎么做

（1）吸气：采取仰卧或舒适的坐姿，可以把一只手放在腹部肚脐处，放松全身，先自然呼吸，然后吸气，最大限度地向外扩张腹部，使腹部鼓起，胸部保持不动。

（2）呼气：腹部自然凹陷，向内朝脊柱方向收，胸部保持不动。最大限度地向内收缩腹部，把所有废气从肺部呼出去，横膈膜自然而然地升起。循环往复，保持每一次呼吸的节奏一致，细心体会腹部的一起一落。

11. 如何进行放松训练

（1）传统的放松训练。传统的放松训练方法包括静默法、按摩、渐进性肌肉放松训练等。

（2）静默法。静默法包括气功、瑜伽、禅宗、沉思、超觉静思等。

（3）渐进性肌肉放松。要求环境舒适、安静，训练前受训者排空大小便，采取舒适坐位或卧位，在舒缓音乐的伴随下，集中注意力，按照指导语提示从握拳开始使肌肉紧张 5~10s，感受这种紧张的感觉，然后放松 5~10s，体验放松时的感觉。随后依次渐进放松手臂、头面部、颈、肩、胸、腹、背、臀、下肢、双足部肌群，最后达到全身放松的状态。

● 其他

1. 为什么要控制体重

肥胖或超重都会对心血管疾病患者有所影响，特别是腹型肥胖，腹部脂肪堆积不仅会升高血压，还会提高心血管与代谢性疾病的风险。

适当降低体重，减少体内脂肪含量，可以帮助心血管疾病患者显著降低血压。

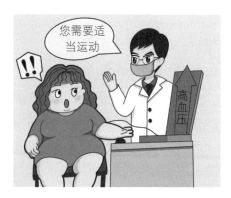

控制体重，助力降压

2. 如何判断超重或肥胖

衡量超重或肥胖最简便和常用的测量指标是身体质量指数（body mass index，BMI）和腰围。前者通常反映全身肥胖程度，后者主要反映中心型肥胖的程度。

BMI（kg/m^2）= 体重（kg）/ 身高 ^{2}（m^2）。成年人正常 BMI 为 18.5~23.9kg/m^2；BMI 为 24~27.9 kg/m^2 提示超重，需要控制体重；BMI > 28kg/m^2 为肥胖，应减重。

成年人正常腰围 < 90/85cm（男 / 女），若腰围 > 90/85cm（男 / 女），需控制体重。

健康尺能够快速测算出 BMI 和腰围，是一种理想的测量工具。

最有效的减重措施是控制能量摄入和增加体力活动。在饮食方面要遵循平衡膳食的原则，控制高热量食物（高脂肪食物、含糖饮料及酒类等）的摄入，适当控制主食（碳水化合物）的摄入量。在运动方面，规律、中等强度的有氧运动是控制体重的有效方法。减重的速度因人而异，通常以每周减重 0.5~1kg 为宜。对于非药物措施减重效果不理想的重度肥胖患者，应在医生的指导下，使用减肥药物控制体重。

3. 有什么方法能帮助患者规律服药

（1）使用每周药盒。如果您每天需服用一种以上的药物，可能很难发现所有的药物是否已服用。建议使用"每周药盒"，专门存放一周内每餐的药物，用于提醒自己，且在每周的同一天补充一次药盒；也可以使用两个不同颜色的药盒，一个白天使用，一个晚上使用。

（2）需要提醒服药。给自己留个便条；使用计时器、手表、手机闹钟来提醒自己服药；将药物放在可以看到的地方；请家人或朋友提醒自己。

（3）当您的日常行程有变化，如出差、旅游等，可能需要特殊的提示，确保随身携带所有药物。

4. 有时候忘记服药了，需要补服吗

（1）如果漏服药物的时间较短，请立即按量补服。

（2）如果漏服时间已经超过两次正常用药间隔时间的一半，请跳过此次用药。

（3）切不可在下次服药时擅自加大剂量，以免引起药物中毒。

5. 经常便秘，可以不当一回事吗

经常便秘，不可以不当一回事。便秘会诱发心绞痛的发作，因为便秘时患者会用力排便，使腹腔压力和心内压力增高，导致心率加快、心肌收缩力增强和心脏负荷急剧增加，极易引起心绞痛发作，严重时可诱发急性心肌梗死、急性心力衰竭，甚至猝死。

6. 如何避免便秘

（1）每日定时排便，无论有无便意，都应按时去厕所。一般排便时间选择在适合自己的时间，理想时间是饭后，特别是早餐后，因为此时肠道反射最强。

（2）腹部按摩。取屈膝仰卧位，放松腹肌，以双手食指、中指、无名指重叠沿结肠走行，即顺时针环形按摩，以促进排便，每日按摩腹部 10min 左右。

7. 哪些人群洗澡时容易发生意外

（1）65 岁以上的老人。

（2）患有高血压、糖尿病、动脉硬化等疾病的人。

（3）洗澡时，使用水温过高或过低的人。

8. 对于心血管疾病患者，如何正确洗澡

（1）用取暖器将更衣室和浴室加热至 20℃左右。

（2）最佳洗澡时间是饭前，刚吃完饭或喝酒后不宜洗澡。

（3）喝一杯水，给身体补充水分。

（4）告诉家人自己即将洗澡。

（5）洗澡适宜的水温是 36~41℃。水温过低可诱发心绞痛，水温过高可引起心慌。

（6）泡澡时洗澡水不可没过颈部，最好不要超过胸部。

（7）建议淋浴时间不超过 15min，泡澡时间以 3~5min 为宜。

（8）洗澡时让家人时常和自己说话。

9. 如何预防气温变化对心血管疾病的影响

无论是冬季还是夏季，室内与室外的剧烈温差都会给血管和心脏增加负担。所以要注意气温的变化，需要做好以下几个方面。

（1）冬季防寒：帽子、围巾、手套是必需品，戴能遮住耳朵的帽子，防寒效果更好；穿上袜子，让脚部保持温暖，可以促进血液循环，预防血压急剧上升。

（2）夏季注意骤变的温差：避免突然进入空调房间，避免温度骤变导致身体不适。

10. 外出旅游应注意什么

（1）旅游前，到医院做一次全面检查，病情稳定时可外出旅游。

（2）旅游时要有人陪同。

（3）准备足够的药物，避免在旅游过程中药物中断。

（4）建议旅途最好不要太远，选择缩短旅游路线。

（5）尽量选择休闲旅游，以游览观光为主，注意劳逸结合，避免过度疲劳，勿攀爬高山，勿走险境。

五、心血管疾病必备急救知识

1. 出院后发生急性心力衰竭该如何自救

急性心力衰竭发生时应立即拨打"120"，保持镇定，并采取以下措施。

（1）采取正确体位：立即采取坐位，可坐在床边或椅子上，双腿自然下垂或踩在小板凳上，上身前倾。这种姿势能有效减轻心脏的负担。

（2）吸氧：家中如有吸氧条件可立即给患者高流量（6~8L/min）或面罩加压吸氧。

（3）保持情绪稳定：急性左心衰竭患者往往有濒死感，心情紧张，心率加快，心脏负担加重。家属应尽力安慰患者，消除其紧张情绪。

（4）正确用药：若肯定为急性左心衰竭的"喘"，可舌下含服硝酸甘油、消心痛及开搏通等药物。但坚决不能使用哮喘患者常用的各种平喘药，这些药物只会加重左心衰竭，甚至可能导致猝死。

2. 在家中发生急性胸痛该怎么办

出现胸痛症状时，请立即停止活动，保持镇定，慢慢坐下或躺下休息。若休息 1~2min 后胸痛症状没有缓解，可舌下含服硝酸甘油 1 片，3~5min 后若症状仍不缓解，加服 1 片硝酸甘油，可以服用 2~3 次。经过上述处理，胸痛症状仍未缓解，应尽快拨打"120"。

3. 什么是阿 – 斯综合征

阿 – 斯综合征即心源性脑缺血综合征，是指突然发作的、严重的、致命的缓慢性或快速性心律失常，心排出量在短时间内锐减，发生严重脑缺血症状。最突出的表现是突然晕厥，常伴有抽搐。程度轻者有眩晕、意识障碍，严重者意识完全丧失。

4. 什么是猝死

平素身体健康或看似健康的人，在短时间内因自然疾病而突然死亡，即猝死。猝死的患者，大多数是死于心搏骤停。心搏骤停发生后，由于脑血流突然中断，10s 左右就会出现意识丧失，大部分患者将在 4~6min 内开始发生不可逆的脑损害。

5. 怎么判断发生了心搏骤停

对于突然倒地不醒的人，首先，我们应轻拍其肩部并呼唤"您怎么啦"，观察他有无反应。其次，评估脉搏，最快速的方法是触摸颈动脉。如果触摸不到颈动脉搏动，则说明心跳停止。此时需同时判断呼吸，将面部靠近待救助者的口鼻处，如果感受不到气流，则说明呼吸停止。

6. 突发心搏骤停该怎么办

一旦心脏停止跳动，脑供血就会受到影响，大部分患者会在4~6min内发生不可逆的脑细胞损伤。如果心脏停止跳动10min以上，即使之后心脏重新开始跳动，意识也可能会因脑细胞受损严重而无法恢复。

如果患者在家里突然出现意识不清、昏迷等情况，家属应立即进行心肺复苏，及时有效的心肺复苏能够大大提高心搏骤停患者的抢救成功率。同时请周围的人员拨打"120"急救电话，详细交代所在地点，最好能够提供附近比较醒目的标志物或建筑物。

7. 如何进行心肺复苏

（1）开放气道（airvay，A）：保持呼吸道通畅，注意清理口腔内呕吐物。可采用仰头抬颏法开放气道，救护人员将左手置于患者前额加压使其头后仰，右手抬起患者下巴。

（2）胸外按压（compressions，C）：救护人员用一只手的掌根部放在患者胸骨的下半部，另一手掌重叠在这只手背上，依靠肩部和背部的力量垂直向下按压胸部，按压时肘关节伸直，下压深度5~6cm，按压频率至少100~120次/分。

（3）人工呼吸（breathing，B）：开放气道后，在确保气道通畅的同时，立即开始口对口人工呼吸。救护人员左手捏住患者鼻孔，吸一口气，用口唇把患者的口全部包住，然后缓慢吹气，每次吹气要看到胸廓有起伏。胸外按压与人工呼吸比为 30 ∶ 2，即每 30 次胸外按压后连续给予 2 次通气。

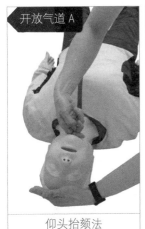

开放气道 A

仰头抬颏法
开放气道

开放气道

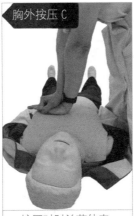

胸外按压 C

按压时肘关节伸直，
下压深度5~6cm

胸外按压

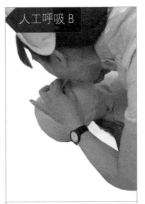

人工呼吸 B

左手捏住患者鼻孔，深吸
一口气，用口唇将患者的
口全部包住，缓慢吹气

人工呼吸

8. 什么是自动体外除颤（AED）

自动体外除颤器（automated external defibrillator，AED），可以诊断特定的心律失常，并给予电击除颤，能大大提升心搏骤停患者的救治成功率。

9. 如何使用 AED

AED 的使用十分便捷，每一步都有语音提示或配有屏幕动画操作指引，我们只要规范按照提示逐步操作即可，机器会自动分析和确定患者是否需要予以电除颤，而后给出指令。即使施救者误按了电击键，机器也不会随意作出电击。

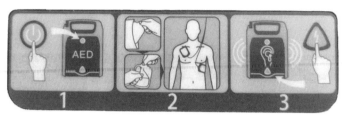

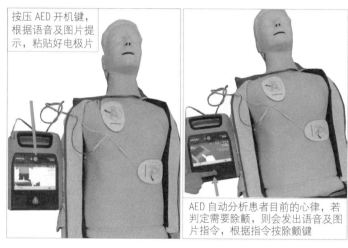

按压 AED 开机键，根据语音及图片提示，粘贴好电极片

AED 自动分析患者目前的心律，若判定需要除颤，则会发出语音及图片指令，根据指令按除颤键

AED 操作流程

10. 什么情况下可以使用 AED

当患者发生晕厥、大动脉搏动消失时，即可使用 AED，AED 可自动识别患者是否存在心室颤动、心室扑动、无脉性室性心动过速，必要时给予电击矫正，提高心搏骤停抢救成功率。

高血压篇

一、高血压基础知识

1. 什么是高血压

近年来，由于经济的快速发展和人们生活方式的改变，脑卒中、心血管意外等心脑血管疾病导致的死亡占全球人口死亡原因的30%，其中62%的脑卒中病例和49%的心肌梗死病例由高血压引起。心脑血管疾病也是导致中国人死亡的头号杀手。在心血管疾病死亡病例里，头号致死因素是常见的高血压。

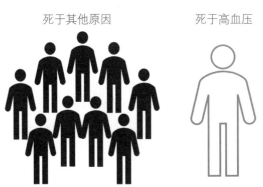

死于其他原因　　　　死于高血压

我国每10例死亡病例中就有1例死于高血压

高血压的危害性

我国每年新增高血压患者 1000 万人，据《中国心血管健康与疾病报告 2021》推算，我国现有高血压患者 2.45 亿。高血压防控工作不容忽视。

我国有近一半的人不了解高血压相关知识；只有不到一半的高血压患者接受了治疗；在接受治疗的高血压患者里，每 10 人中血压控制良好的不到 2 人。

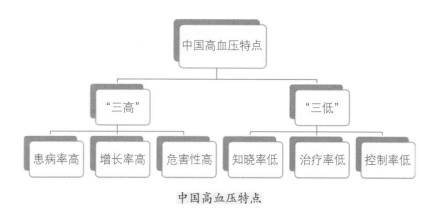

中国高血压特点

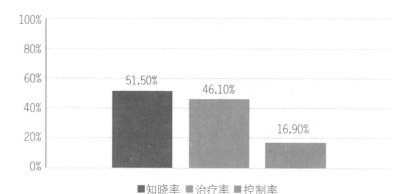

高血压的"三低"

血压水平与心脑血管疾病发病和死亡风险之间存在密切的因果关系。我国高血压人群最容易发生脑卒中（俗称中风），也容易发生冠心病、心力衰竭、左心室肥厚、心房颤动、终末期肾病等疾病。因此，《中国高血压防治指南》指出，降压达标是减少心脑血管事件的关键。

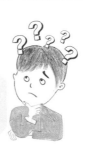

在未使用降压药物的情况下，非同日测量血压 2~3 次，收缩压（SBP）≥ 140mmHg 和 / 或舒张压（DBP）≥ 90mmHg

高血压诊断标准

根据血压水平，对血压进行分级如表 2-1-1 所示。

表 2-1-1　血压水平分类和定义

类别	收缩压 /mmHg		舒张压 /mmHg
正常血压	＜ 120	和	＜ 80
正常高值	120~139	和 / 或	80~89
高血压	≥ 140	和 / 或	≥ 90
1 级高血压	140~159	和 / 或	90~99
2 级高血压	160~179	和 / 或	100~109
3 级高血压	≥ 180	和 / 或	≥ 110
单纯收缩期高血压	≥ 140	和	＜ 90

注：以上标准适用于 ≥ 18 岁成人，当收缩压和舒张压分属于不同分级时，以较高的级别作为标准。

2. 不同方法测量血压，其诊断标准有什么不同

不同方法测量血压，其诊断标准有所不同，如表 2-1-2 所示。

表 2-1-2　高血压诊断标准

血压测量分类		高血压标准		
		收缩压 /mmHg		舒张压 /mmHg
诊室血压		≥ 140		≥ 90
动态血压	24h 平均值	≥ 130		≥ 80
	白天（或清醒状态）的平均值	≥ 135	和 / 或	≥ 85
	夜晚（或睡眠状态）的平均值	≥ 120		≥ 70
家庭血压		≥ 135		≥ 85

3. 如何用血压计测量血压

● 房间安静，温度舒适
● 测量前 30min 避免吸烟、摄入咖啡因、运动
● 排空膀胱
● 放松 3~5min
● 连续测量 3 次，每次间隔 1 分钟

测量时避免交谈
背部有支撑

选择适合手臂尺寸的袖带
（小尺寸、标准尺寸、大尺寸）

手臂裸露并静置于桌面，上臂中点与心脏处于同一水平

经过认证的上臂袖带式电子血压计或手动的听诊式血压计

双脚平放于地板

正确测量血压

4. 诊室血压和诊室外血压有什么不同

诊室血压指的是在医院诊室内测量所得的血压，可以是在医生帮助下测量的血压，也可以是在医院自行测量的。第一次测量血压时，应测量双臂血压，最好同时进行。如果多次测量双臂血压差值高于 10mmHg，请选择血压值较高的一侧手臂进行测量。如果双臂血压差值高于 20mmHg，需要进一步检查以明确病因。如果您在服用降压药物，且每次从床上起来有头晕症状，提示您可能出现体位性低血压，进行诊室血压测量时需分别在 1min 和 3min 后测量站立位血压。老年人和糖尿病患者初次就诊时也应测量站立位血压。

如果测量方法正确，诊室外血压更能反应日常的血压水平。诊室外血压是指在家里测量血压或进行 24 小时动态血压监测，它能鉴别白大衣高血压，还能发现隐蔽性高血压。对于大多数患者来说，诊室外血压监测是准确诊断高血压和做出治疗决策的理想选择。如果诊室血压结果为正常高值或 1 级高血压，需要通过家庭血压测量或 24 小时动态血压监测来进一步确认血压水平。家庭血压监测与 24 小时动态血压监测的区别如表 2-1-3 所示。

表 2-1-3　家庭血压监测与 24 小时动态血压监测的区别

项目	家庭血压监测	24 小时动态血压监测
环境	房间安静，测量前静坐休息 5min,温度适宜	日常工作环境
体位	坐位，背靠椅子，双脚平放在地面	避免剧烈运动，测量时手臂都应放松并保持静止
设备	认证的上臂式袖带电子血压计或动态血压计	
袖带	袖带尺寸根据个人臂围选定	

续表

项目	家庭血压监测	24 小时动态血压监测
测量频次	初诊或血压不稳定的患者,晨起后和睡前监测血压 3~7d,每次需测量血压 2 次,2 次之间间隔 1min;血压稳定的患者,每周或每月测量 1~2 次	白天和夜间 24 小时动态血压监测,每隔 15~30min 测量 1 次。至少需要 20 次有效的白天血压值和 7 次夜间血压值。如果次数不够,需要重新监测
注释	去除第 1 天读数后,如果血压收缩压平均值 ≥ 135mmHg 和 / 或舒张压平均值 ≥ 85mmHg,则提示高血压	24 小时动态血压平均值 ≥ 130/80mmHg 提示高血压,白天(清醒时)动态血压平均值 ≥ 135/85mmHg 或夜间(睡眠中)动态血压平均值 ≥ 120/70mmHg 提示高血压

5. 四肢血压会有差异吗

有时候因为某些原因无法测量上臂血压时,可以选择其他部位进行测量,但存在差异。

相较于正常血压人群,高血压患者左右上臂收缩压相差 ≥ 5mmHg 的发生率更高。当您左右上臂血压持续存在差异时,平时应选择血压较高的一侧手臂测量。

根据血压形成原理,正常情况下,右手血压高于左手,下肢血压高于上肢血压。同侧下肢血压比上肢血压高 20~40mmHg。

测量下肢血压时,取俯卧位,趴在床上,下肢肌肉放松,裤口宽松,选用大腿袖带,袖带平整绑于大腿下部,下缘距离腘窝 4cm,气囊纵轴中线压于腘动脉上。

研究发现,踝部血压比上臂血压高,收缩压高 4~10mmHg,舒张压高 4~9mmHg，当上臂受伤、骨折、输液等不便测量血压时，可使用踝部血压测量值代替。另外，踝臂血压指数（踝部收缩压与上臂收缩压比值）可用于初筛外周动脉疾病，踝臂血压指数正常值为 1.0~1.3。

测量踝部血压时，取仰卧位，由于小腿下部周径与上臂周径相近，可使用上臂袖带，袖带平整绑于小腿下部，下缘距离内踝上 3cm，气囊纵轴中线压于胫后动脉或足背动脉。

6. 不同体位下测量所得的血压会有差异吗

不同体位测量所得的血压值是存在差异的，坐位时测量的舒张压比卧位时高约 5mmHg，收缩压相差不大。卧位时测量的收缩压比直立位时高约 8mmHg。有些人会出现体位性低血压，通常安静站立 3min，收缩压下降＞20mmHg，伴或不伴有舒张压下降＞10mmHg，出现头晕的症状，那么很可能出现了体位性低血压，此时应注意发生坠床跌倒的风险。

7. 测量出血压高，还需要做哪些检查

医生的问诊、体格检查、辅助检查、血液、尿液检查有助于高血压的诊断，并且有助于发现高血压导致的器官损害情况。明确了这些问题，才能更好地治疗高血压，控制血压的根本目的在于延迟或避免心血管事件的发生。

医生会详细了解您的病史，包括以下内容。

（1）家族史。了解家庭中其他成员是否有高血压、糖尿病、血脂异常、冠心病、脑卒中或肾脏病等病史。

（2）病程。发现高血压的时间，血压最高水平，是否接受过降压治疗及其疗效与副作用。

（3）症状及既往史。目前及既往有无冠心病、心力衰竭、脑血

管疾病、外周血管病、糖尿病、痛风、血脂异常、支气管哮喘、睡眠呼吸暂停综合征、性功能障碍和肾脏疾病等。

（4）继发性高血压的症状或病史。肾炎史或贫血史，提示肾实质性高血压；肌无力、发作性软瘫等低血钾表现，提示原发性醛固酮增多症；阵发性头痛、心悸、多汗，提示嗜铬细胞瘤。

（5）生活方式。饮食习惯，烟酒嗜好，体力活动量以及体重变化等情况。

（6）是否有药物引起高血压的情况。是否服用会使血压升高的药物，如口服避孕药、滴鼻药、可卡因、类固醇、非甾体类抗炎药、促红细胞生长素、环孢菌素及中药甘草等。

（7）心理社会因素。家庭情况、工作环境、文化程度及有无精神创伤等。

医生会给您检查身体，测量血压和心率，必要时测量立卧位血压和四肢血压；测量身高、体重、腰围及臀围；观察面容、皮肤、眼睛和下肢水肿的情况；听诊颈动脉、胸主动脉、腹部动脉和股动脉有无杂音；触诊甲状腺；全面的心肺检查；检查腹部有无肾脏增大（多囊肾）或肿块，检查四肢动脉搏动情况和神经系统体征。

需要进行检查的基本项目：血生化（钾、空腹血糖、血清总胆固醇、甘油三酯、高密度脂蛋白胆固醇、低密度脂蛋白胆固醇、尿酸和肌酐等）、血常规、尿常规（尿蛋白、尿糖和尿沉渣镜检）、心电图。

推荐项目有 24 小时动态血压监测、超声心动图、颈动脉超声、餐后血糖（当空腹血糖 ≥ 6.1mmol 时测定）、同型半胱氨酸、尿白蛋白定量（糖尿病患者必查项目）、尿蛋白定量（用于尿常规检查蛋白阳性者）、眼底、胸片以及踝臂血压指数等。

8. 诱发高血压的危险因素有哪些

高血压危险因素包括遗传因素、年龄及多种不良生活方式等。这些危险因素您占的越多、程度越重，那么您就越容易得高血压。危险饮酒与有害饮酒如表 2-1-4 所示。

表 2-1-4　危险饮酒与有害饮酒

分类	日均纯酒精摄入量 /g	
	男性	女性
危险饮酒	41~60	21~40
有害饮酒	＞60	＞40

9. 得了高血压会有什么感觉

（1）可能感觉一切正常。原发性高血压通常起病缓慢，早期常无症状，体格检查时发现血压升高，直到心脏、肾脏、脑等出现问题后才会有所察觉。

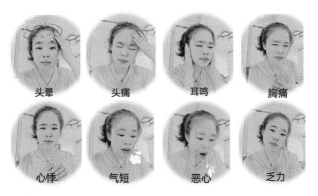

头晕　　头痛　　耳鸣　　胸痛

心悸　　气短　　恶心　　乏力

高血压常见症状

（2）可能会出现头痛、眩晕、颈部僵硬、疲劳、心悸、耳鸣等症状，也可出现视力模糊、鼻出血等较重症状。每个人对血压的耐受情况不一样，有些人即使血压很高了，仍然没有什么不适，这样的情况可能更糟糕，您可能会认为没有不舒服，就不需要治疗高血压了。然而高血压正在慢慢损害您的心脏、肾脏、脑等器官。

10. 高血压危险吗

心血管疾病危险因素包括血压水平（1~3级）、吸烟、血胆固醇＞5.72mmol/L、糖尿病、男性＞55岁、女性＞65岁、早发心血管疾病家族史（发病年龄女性＜65岁，男性＜55岁）。高血压患者心血管风险水平分层如表2-1-5所示。

表 2-1-5　高血压患者心血管风险水平分层

其他心血管危险因素和疾病史	血压 /mmHg			
	收缩压 130~139 和 / 或舒张压 85~89	收缩压 140~159 和 / 或舒张压 90~99	收缩压 160~179 和 / 或舒张压 100~109	收缩压 ≥ 180 和 / 或舒张压 ≥ 110
无	—	低危	中危	高危
1~2 个其他危险因素	低危	中危	中 / 高危	很高危
≥ 3 个其他危险因素，靶器官损害，或 CKD 3 期，无并发症的糖尿病	中 / 高危	高危	高危	很高危
临床并发症，或 CKD ≥ 4 期，有并发症的糖尿病	高 / 很高危	很高危	很高危	很高危

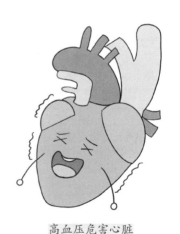

高血压会导致靶器官的损害。①左心室肥厚（心电图或超声心动图）。②蛋白尿或血肌酐轻度升高（106~177μmol/L）。③超声或 X 线证实有动脉粥样硬化斑块。④视网膜动脉局灶或广泛狭窄。

常并存的临床情况包括以下几种。①心脏疾病：心肌梗死、心绞痛、冠状动脉血运重建术后、心力衰竭。②脑血管疾病：脑出血、缺血性脑卒中、短暂性脑缺血发作。③肾脏疾病：糖尿病肾病、肾功能受损、肌酐升高（男性 ≥ 133μmol/L，女性 ≥ 124μmol/L）、24h 尿蛋白 ≥ 300ng。④血管疾病：主动脉夹层、外周血管病。⑤重度高血压性视网膜病变：出血或渗出、视乳头水肿。

11. 高血压对人体的伤害有哪些

高血压会造成动脉血管硬化，进而损害靶器官。您的心脏、大脑、肾脏、眼睛等器官都是有血管分布的，当高血压引起这些器官的血管硬化时，这些器官就会出现问题。

（1）当高血压损害心脏血管时，冠心病会找上您。您可能会出现胸闷、胸痛等症状，严重时会发生心肌梗死，危及生命。

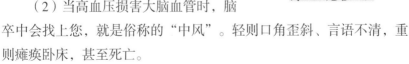

高血压危害心脏

（2）当高血压损害大脑血管时，脑卒中会找上您，就是俗称的"中风"。轻则口角歪斜、言语不清，重则瘫痪卧床，甚至死亡。

（3）当高血压损害肾血管时，肾功能会慢慢减退，您身体里的蛋白质会从尿液中流失，出现蛋白尿（小便里有很多泡泡，不易消失）。久而久之，您会营养不良、贫血、身体虚弱。

（4）当高血压损害眼睛血管时，可能导致眼睛血管出血或缺血，影响视力，严重的可能会失明。

高血压的并发症有"三高"的特点，即发病率高、致残率高和病死率高，出现这些并发症将严重影响患者生活质量和寿命。

12. 高血压分为哪几类

高血压是以体循环动脉压增高为主要表现的临床综合征，可分为原发性高血压和继发性高血压两大类。

13. 原发性高血压和继发性高血压有什么区别

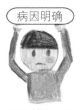

继发性高血压

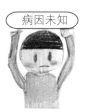

原发性高血压

二者可以通过检查来辨别

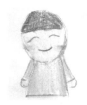

继发性高血压
病因治愈后就能治愈

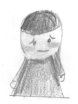

原发性高血压
可控制，但不能完全治愈

原发性高血压和继发性高血压的区别

高血压患者中，约 95% 是原发性高血压，这类高血压病因不明，但和遗传、肥胖、缺乏运动、高盐高脂饮食、老年、饮酒过量、精神压力等危险因素有关。

高血压患者中，约 5% 是继发性高血压，这类高血压是可以找到病因的，它是某些疾病在发生发展过程中出现的高血压，当这些疾病被治愈后血压也会随之下降或恢复正常。

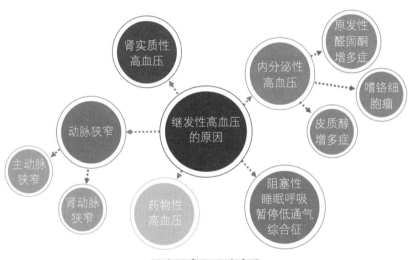

继发性高血压的病因

14. 如果怀疑得了继发性高血压，需要进一步检查吗

根据需要选择以下检查项目：血浆肾素活性、血和尿醛固酮、血和尿皮质醇、血游离甲氧基肾上腺素及甲氧基去甲肾上腺素、血和尿儿茶酚胺、动脉造影、肾和肾上腺超声、CT 或 MRI、睡眠呼吸监测等。对有合并症的高血压患者，进行相应的脑功能、心功能和肾功能检查，如表 2-1-6 所示。

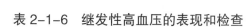

表 2-1-6　继发性高血压的表现和检查

继发性高血压	病史和体格检查	实验室检查	其他检查
肾实质疾病	慢性肾脏病的个人史或家族史	尿液常规：蛋白尿、血尿、白细胞尿；血液生化检查：肾小球滤过率降低	肾脏超声
原发性醛固酮增多症	肌无力、腹胀等低钾血症的症状	血液生化检查发现的自发性低钾血症或利尿剂诱发的低钾血症（50%~60%的患者血钾正常）；血醛固酮/肾素比值（ARR）升高	静脉生理盐水抑制试验、肾上腺影像学检查、肾上腺静脉取血
肾动脉狭窄	腹部或其他动脉血管杂音；高血压发病年龄<30岁的年轻女性	肾小球滤过率下降	肾动脉造影、多普勒超声、腹部CT或磁共振血管造影
嗜铬细胞瘤	头痛、心悸、多汗、脸色苍白；不稳定高血压病史	血浆肾上腺素水平升高，24h尿甲氧基肾上腺素和儿茶酚胺量增加	腹部CT、盆腔CT或MRI
库欣综合征	向心性肥胖、皮肤紫纹、满月脸、背部和锁骨上脂肪垫等	低钾血症、24h尿游离皮质醇	地塞米松抑制试验、腹部和垂体影像检查
主动脉狭窄	上肢血压高于下肢血压、股动脉搏动延迟或缺失	—	超声心动图、CT血管造影、磁共振
阻塞性睡眠呼吸暂停低通气综合征	体质指数升高、打鼾、白天嗜睡、夜间气喘或窒息、睡眠中出现呼吸暂停、夜尿症	—	家庭睡眠呼吸暂停测试、多导睡眠图检查

继发性高血压	病史和体格检查	实验室检查	其他检查
甲状腺疾病	怕热、体重减轻、手抖、心悸；不耐寒、体重增加、头发干燥、变脆	TSH 和游离 T4	—

15. 什么是白大衣高血压

白大衣高血压，俗称"吓出来的高血压"，只是诊室血压升高，而诊室外血压不高。

16. 白大衣高血压需要治疗吗

如果只是单纯的白大衣高血压，没有高血压引起的器官损害，可以不进行药物干预，但需要改善生活方式，因为它有可能发展成需要药物治疗的高血压。

17. 什么是隐蔽性高血压

隐蔽性高血压患者在诊室内测量的血压不高，但诊室外测量的血压升高。因血压升高而就诊的人群中，有 10%~15% 为隐蔽性高血压。

隐蔽性高血压与持续性高血压同样有发生心脑血管事件的风险。诊断时，需要重复进行诊室血压和诊室外血压监测来确认。隐蔽性高血压需要进行药物干预，目标是使诊室外血压达到正常。

18. 什么是高血压急症和亚急症

是指原发性或继发性高血压患者在某些诱因作用下，血压突然显著升高，一般超过 180/120mmHg，伴或不伴有进行性心、脑、肾等重要靶器官功能不全的表现。

区别高血压急症与亚急症的标准，并非血压升高的程度，而是有无新近发生的急性进行性的靶器官损害。

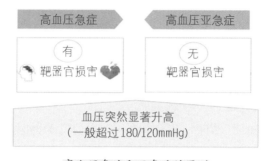

高血压急症和亚急症的区别

19. 高血压急症的诱因和临床表现有什么

高血压急症这只沉睡的"雄狮"为什么会突然发怒呢？

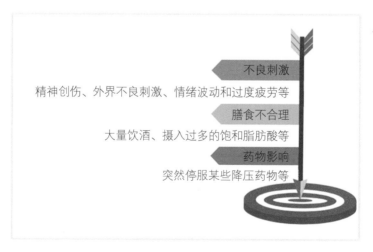

高血压急症的诱因

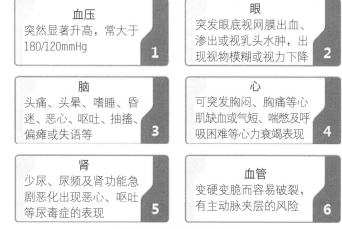

高血压急症的临床表现

20. 如何预防高血压急症和亚急症

（1）遵医嘱按时服药，自我监测血压水平，定期复查。

（2）保持良好的心态、乐观的情绪，避免不良精神刺激。

（3）坚持低盐、低脂饮食，合理膳食。

（4）根据自身情况制定运动计划，避免过度疲劳。

（5）注意气候变化，做好防寒保暖工作，及时增减衣物。

21. 发生了高血压急症和亚急症该怎么办

发生了高血压急症和亚急症，请立即拨打"120"。

22. 高血压患者要把血压控制在什么范围

通常情况下，我们应该把血压控制在 140/90mmHg 以下。对于中青年患者（< 65 岁）、合并糖尿病或肾脏病变的患者，应将血压控制在 130/80mmHg 以下，以 120~130/70~80mmHg 为宜，年龄 ≥ 65 岁的老人，在可耐受的情况下尽可能降至 140/90mmHg 以下。

血压也不是越低越好，低血压会引起头晕、乏力等症状。平时注意监测血压，将血压值平稳地控制在目标范围内。

23. 除服药外，治疗高血压的方法还有哪些

《2020 国际高血压学会全球高血压实践指南》和《中国高血压临床实践指南 2022》指出，对于所有高血压患者，生活方式干预均作为一线推荐，包括膳食调整（如减少盐、饱和脂肪酸、反式脂肪酸等摄入，食用健康食品，适当饮用健康饮品）、戒烟限酒、规律运动、减轻压力、控制体重、减少在低温和空气污染环境中的暴露等。对于缺少循证医学证据的保健品、替代疗法或中草药需慎用。

24. 健康生活方式的降压效果如何

健康生活方式具有一定的降压效果，如表 2-1-7 所示。

表 2-1-7　生活方式干预目标及降压效果

内容	目标	可获得的收缩压下降效果 /mmHg
减少钠盐摄入	每人每日钠盐摄入量不超过 5g（1 啤酒瓶盖），注意隐性盐的摄入（咸菜、鸡精、酱油等）	2~8
减轻体重	BMI<24kg/m²，腰围 <90cm（男），腰围 <85cm（女）	5~20
规律运动	中等强度运动，每次 30min，每周 5~7 次	4~9
戒烟	不吸烟，避免被动吸烟	——
戒酒	推荐不饮酒，目前还在饮酒的高血压患者，建议戒酒	——
心理平衡	减轻精神压力，保持心情愉悦	——

注：普通啤酒瓶盖去掉胶皮垫后水平装满可盛 6g 食盐。BMI 为体质指数，是评价体重的指标，BMI= 体重 ÷ 身高²（体重单位是 kg、身高单位是 m），18.5 ≤ BMI < 24.0 为正常，BMI ≥ 24.0 为超重或肥胖。

二、高血压的常见并发症

1. 高血压合并动脉粥样硬化应该如何管理

高血压以体循环动脉压增高为主要临床表现，给心、脑、肾、眼、血管造成了巨大的损害。潜伏时间越长，受累器官越多，因此防治高血压及其并发症至关重要。

高血压是引起动脉粥样硬化的主要危险因素之一，与动脉粥样硬化互为因果，相互促进。它从两个方面恶化动脉，一方面高压血流会冲击血管壁，使血管壁微小伤口增多，低密度脂蛋白很容易被血管壁上的微小伤口"挂住"，并沉积在动脉血管壁上，逐渐形成脆硬、易脱落的脂质斑块；另一方面，高压血流容易冲脱脂质斑块，导致阻塞性心脑血管疾病，如脑梗死、心肌梗死、动脉狭窄等，严重的甚至会冲破血管引发内出血，如人们熟知的脑出血、主动脉夹层等，最终导致靶器官功能障碍。

其管理包括生活方式干预、血压管理及药物治疗。

（1）生活方式干预是高血压合并动脉粥样硬化相关疾病整体防治的基石，并且贯穿于综合管理的全过程。

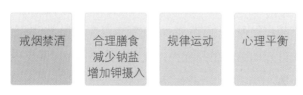

| 戒烟禁酒 | 合理膳食
减少钠盐
增加钾摄入 | 规律运动 | 心理平衡 |

生活方式干预

（2）血压管理及药物治疗。对于动脉粥样硬化患者，推荐进行以下几方面的管理。①年龄 ≥ 18 岁健康人群每年至少监测血压 1 次。

鼓励采用家庭自测血压，精神高度焦虑者除外。②高危及很高危者，建议改善生活方式的同时立即使用降压药物治疗，并对存在的危险因素进行综合管理；中危者，改善生活方式数周后，若血压仍未得到控制，则开始使用降压药物治疗；低危者，改善生活方式 1~3 个月后，如血压仍不达标可开始降压治疗。

2.高血压导致的心脏相关并发症有哪些

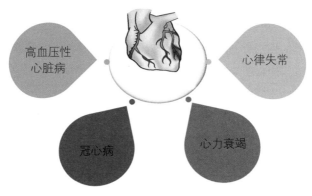

常见心脏相关并发症

（1）高血压性心脏病。血压长期控制不佳会引起心脏结构和功能的改变，称为高血压性心脏病，以左心室肥厚最为常见。

（2）冠心病。流行病学研究表明，冠状动脉疾病和高血压之间存在非常强的相互作用。血压高时，动脉承受压力增大，血管内皮受损，血液中脂质进入动脉内膜并沉积，造成动脉硬化。当累及冠状动脉时，可导致冠心病。

（3）心力衰竭。长期高血压，左心室后负荷加重，造成左心室肥厚，血压长期得不到控制，会引起左心衰竭。

3. 高血压导致的脑相关并发症有哪些

高血压是出血性或缺血性脑卒中的最重要的危险因素。控制血压在很大程度上能够预防脑卒中。

（1）短暂性脑缺血发作。它俗称"小中风"，是脑卒中的先兆，临床表现为肢体短暂性活动障碍、麻木无力，或眩晕、黑蒙、失语、吞咽困难，持续数十分钟，24h 内完全恢复，不遗留症状，但反复发作，每次发作表现基本相同，预示全身动脉粥样硬化严重，必须及时进行治疗。

（2）脑梗死。高血压导致动脉粥样硬化，其斑块一旦破裂容易形成血栓，造成脑梗死。

（3）脑出血。在长期高血压的影响下，脑血管易发生微动脉瘤，当血压突然升高时，易致血管破裂，造成脑出血。

4. 高血压导致的肾脏相关并发症有哪些

长期血压高可引起肾小球动脉病变、管腔狭窄，继发肾实质损害，并导致肾小球硬化、肾小管萎缩和肾间质纤维化。我国慢性肾脏病住院患者中，高血压肾病发病率仅次于糖尿病肾病，也是导致终末期肾病的主要病因之一。

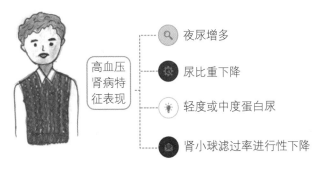

高血压肾病特征表现

夜尿增多

尿比重下降

轻度或中度蛋白尿

肾小球滤过率进行性下降

高血压肾病临床表现

5. 高血压导致的眼部相关并发症有哪些

高血压可损害眼底动脉、视网膜、视神经，造成眼底视网膜小动脉硬化、视网膜渗出和出血、视网膜中央动脉或静脉阻塞、视乳头水肿或萎缩、黄斑变性等，导致视力下降，严重者失明。

三、特殊人群高血压

1. 老年高血压有什么临床特点

老年高血压是老年人群的常见疾病。资料显示，半数以上的老年人患有高血压，而在 80 岁及以上的高龄人群中，高血压的患病率接近 90%。老年高血压的发病机制及临床表现有特殊之处，其诊断、评估和治疗也与一般人群显著不同，应该重视群体特征并给予个体化的治疗措施。

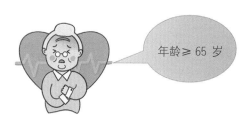

年龄 ≥ 65 岁

老年高血压

老年高血压的临床特点如下。

（1）收缩压增高，脉压增大：单纯收缩期高血压是老年高血压最常见的类型。

（2）血压波动大：多见于高血压合并体位性血压变异（直立性低血压和卧位高血压）和餐后低血压者。

（3）血压昼夜节律异常的发生率高：夜间低血压或夜间高血压多见，出现清晨高血压的频率也高。

（4）白大衣高血压和假性高血压增多。

（5）常与多种疾病，如冠心病、心力衰竭、脑血管疾病、肾功能不全、糖尿病等并存，使治疗难度增加。

老年高血压降压治疗应强调收缩压达标，在能耐受的前提下，逐步使血压达标。在启动降压治疗后，需注意监测血压变化，避免降压过快带来的不良反应。

2. 老年高血压应该什么时候开始药物治疗

老年高血压用药原则如表 2-3-1 所示。

表 2-3-1　老年高血压用药原则

年龄 / 岁	血压 /mmHg	药物治疗
65~79	≥ 150/90	要
	≥ 140/90	考虑
≥ 80	收缩压 ≥ 160	要

3. 老年人该如何服用降压药

（1）小剂量。初始治疗时通常采用较小的有效治疗剂量，并根据需要，逐步增加剂量。

（2）长效。尽可能使用具有 24h 持续降压作用的长效药物，有效控制夜间和清晨血压。

（3）联合。若单药治疗效果不理想，可采用两种及以上低剂量降压药物联合治疗以增加降压效果，单片复方制剂有助于提高患者的依从性。

（4）适度。大多数老年患者需要联合降压治疗，包括起始阶段，但不推荐衰弱老年人和80岁以上高龄老年人初始联合治疗。

（5）个体化。根据患者耐受性、个人意愿和经济承受能力，选择合适的降压药物。

4. 中青年高血压有什么特点

与老年高血压患者相比，中青年高血压患者交感神经系统活性增加，外周阻力增高，早期血压升高常伴有心率升高，多数患者大动脉弹性未见明显异常。

研究发现，血压为130~139/80~89mmHg的35~59岁的受试者，在之后15年的随访中，65%受试者的血压高于140/90mmHg，且心血管疾病风险增加约3倍。另外，我国中青年高血压的知晓率、治疗率和控制率均不理想。

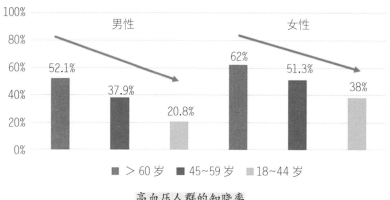

高血压人群的知晓率

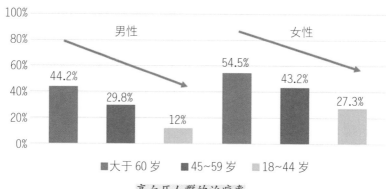

高血压人群的治疗率

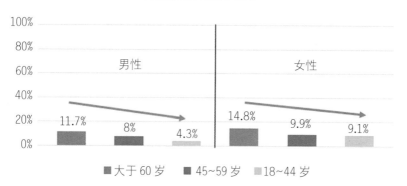

高血压人群的控制率

5. 中青年高血压有什么临床特征

（1）无典型症状，除少数患者有恶心、头疼等轻微症状外，多数患者无明显症状。

（2）多数为轻度高血压。

（3）舒张压升高较为常见。

（4）超重或肥胖合并代谢异常的患者比例高。

（5）家庭血压监测比例低。

（6）治疗依从性差，血压控制率低。

6. 中青年高血压如何诊断

大多数中青年高血压患者被归类为原发性高血压。在诊断原发性高血压之前，必须排除继发性高血压，如由肾脏疾病、原发性醛固酮增多症和阻塞性睡眠呼吸暂停低通气综合征等引起的高血压。此外，准确测量血压和评估治疗前的心血管病风险至关重要。

7. 中青年人群与老年人群的心血管风险有什么区别

与老年人群相比，大多数中青年高血压患者的高血压持续时间短，早期高血压引起的器官损害和并发症较少，心血管疾病风险多为低危或中危。然而，尽管中青年高血压患者的短期（5~10 年）心血管风险不高，但长期（＞10 年）和终身心血管风险较高。

8. 中青年高血压有什么治疗方法

（1）非药物治疗。非药物治疗主要是指生活方式干预，对中青年高血压患者尤为重要。生活方式干预是降压治疗的基础，无论是否进行药物治疗，都要保持良好的生活方式。尽早进行生活方式干预有助于减缓高血压进展，降低心血管疾病风险。

（2）药物治疗。对于需要进行药物治疗的患者，宜把长效降压药物作为首选。此外，对于合并糖尿病、慢性肾脏病、冠心病或心力衰竭的高血压患者，应根据自身情况选择合适的降压药物。

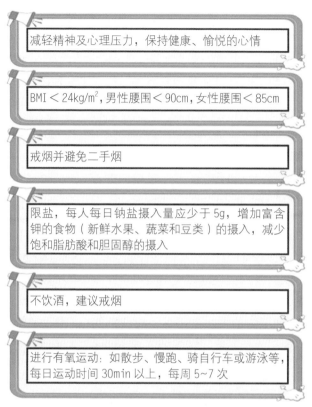

减轻精神及心理压力，保持健康、愉悦的心情

BMI＜24kg/m²，男性腰围＜90cm，女性腰围＜85cm

戒烟并避免二手烟

限盐，每人每日钠盐摄入量应少于5g，增加富含钾的食物（新鲜水果、蔬菜和豆类）的摄入，减少饱和脂肪酸和胆固醇的摄入

不饮酒，建议戒烟

进行有氧运动：如散步、慢跑、骑自行车或游泳等，每日运动时间30min以上，每周5~7次

中青年高血压的非药物治疗

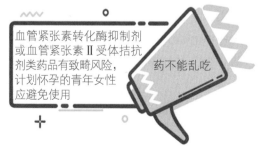

血管紧张素转化酶抑制剂或血管紧张素Ⅱ受体拮抗剂类药品有致畸风险，计划怀孕的青年女性应避免使用

药不能乱吃

中青年高血压的药物治疗

9. 什么是妊娠高血压

5%~10% 的孕妇会患妊娠高血压，产妇会面临胎盘早剥、脑卒中、多器官功能衰竭、弥散性血管内凝血等风险。胎儿风险包括胎儿宫内发育迟缓、宫内死亡、早产等。妊娠高血压包括以下几种情况。

（1）妊娠高血压。妊娠 20 周后发生的高血压，不伴明显蛋白尿，分娩后 12 周内血压恢复正常。

（2）妊娠合并慢性高血压。妊娠前即存在或妊娠前 20 周内出现的高血压或妊娠 20 周后出现的高血压，且分娩 12 周后血压仍持续升高。

（3）子痫前期。妊娠 20 周后出现的血压升高伴临床蛋白尿（尿蛋白 ≥ 300mg/d）或无蛋白尿累及心、肺、肝、肾等器官及血液、消化、神经等系统。

（4）重度子痫前期。血压 ≥ 160/110mmHg，伴临床蛋白尿，出现脑功能异常、视物模糊、肺水肿、肾功能不全、肝功能受损等，常合并胎盘功能异常。

10. 什么是精神压力相关高血压

精神心理因素是影响高血压发病的重要危险因素。这种与精神压力刺激密切相关的高血压，即精神压力相关高血压，包括焦虑抑郁相关高血压、生活工作压力相关高血压和白大衣高血压。多由生活、工作等压力引发，与焦虑、抑郁等精神心理问题密切相关，其发病与精神压力相关生物学机制有关，如交感神经系统等。精神压力相关高血压需要与难治性高血压、继发性高血压及隐匿性高血压进行鉴别诊断。

11. 精神压力相关高血压有什么治疗方法

（1）非药物治疗。①生活方式干预：限盐、戒烟、戒酒、控制体重、均衡营养、充足睡眠。②运动疗法：尝试八段锦、太极拳、慢跑、游泳、瑜伽等锻炼或活动。③心理疗法：情绪释放减压疗法、音乐疗法、正念治疗、认知行为治疗等。

（2）药物治疗。早期发现高血压患者的焦虑、抑郁症状并进行干预，有利于控制血压。需要结合患者的血压分级、心血管风险分层、精神压力分级等综合评估，并制定个体化诊疗方案。常用的药物有以下几种。①降压药。参照《中国高血压防治指南（2018年修订版）》，常用降压药物有钙通道阻滞剂、血管紧张素转化酶抑制剂、血管紧张素受体拮抗剂、利尿剂和 β 受体阻滞剂，以及由上述药物组成的固定配比复方制剂。注意中枢类降压药物如可乐定、利血平、甲基多巴可能引起抑郁等精神心理问题，精神压力相关的高血压患者应慎用。②神经代谢药。结合患者自主神经功能调节情况，选择具有调节神经代谢作用的药物如谷维素、腺苷钴胺、叶酸等。同时，结合患者饮食生活习惯，评估是否存在维生素缺乏、电解质紊乱等情况，适当予以补充。③抗焦虑抑郁药。根据实际情况，对焦虑抑郁相关高血压患者予以抗焦虑抑郁治疗。④镇静安眠药。对有睡眠障碍的高血压患者，予以镇静安眠药以改善失眠状况，临床常用药有艾司唑仑、阿普唑仑等。

12. 什么是难治性高血压

在改善生活方式的基础上，应用可耐受的足够剂量且合理的 3 种降压药物（包括 1 种噻嗪类利尿剂）治疗至少 4 周后，诊室和诊室外血压值（包括家庭血压及动态血压）仍在目标水平之上，或至少需要

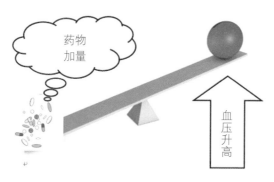

难治性高血压

4 种药物才能使血压达标时，称为难治性高血压。

13. 难治性高血压有什么治疗方法

（1）生活方式干预。包括控制体重、限制食盐摄入、戒烟酒、增加体力活动、减轻精神压力、保持心理平衡。

（2）药物治疗。①停用可能会升高血压的药物，无法停用时根据医嘱减低剂量。②使用足量利尿剂。③合理的联合用药（包括单片固定复方制剂），选用不同降压机制的药物，以达到最大降压效果和最小不良反应。④尽量选择长效制剂，可有效控制夜间血压、晨峰血压及清晨高血压，维持 24h 持续降压效果。⑤遵循个体化原则，根据患者具体情况、对药物的耐受性，结合降压药物的作用机制，选择最适合的降压药物。

（3）介入手术治疗。肾动脉交感神经射频消融术治疗难治性高血压，目前仍处于研究探索阶段。

四、高血压用药管理

1. 什么情况下，高血压要开始用药

您的血压 ≥ 160/100mmHg 时，应当立即开始用药。如果您的血压介于 130~159/85~99mmHg、危险分层为高危和很高危时，应当立即开始用药；危险分层为中危或低危时，应当监测血压及其他危险因素 1~3 个月，多次测量血压不达标的，应当开始用药。高血压患者心血管风险水平分层详见表 2-1-5。

心血管危险因素	靶器官损害	伴随临床表现
（1）高血压（1~3 级） （2）年龄 > 55 岁（男），> 65 岁（女） （3）吸烟 （4）糖耐量受损和 / 或空腹血糖受损 （5）血脂异常：总胆固醇 ≥ 5.7mmol/L(220mg/dl) 或低密度脂蛋白胆固醇 > 3.3mmol/L(130mg/dl) 或高密度脂蛋白胆固醇 < 1.0mmol/L(40mg/dl) （6）早发心血管疾病家族史（一级亲属发病年龄男性 < 55 岁、女性 < 65 岁） （7）腹型肥胖（腰围：男性 ≥ 90cm，女性 ≥ 85cm）或肥胖（BMI ≥ 28kg/m²） （8）血同型半胱氨酸 ≥ 10μmol/L	（1）左心室肥厚 （2）颈动脉超声：颈动脉内膜中层厚度 ≥ 0.9mm 或动脉粥样硬化斑块 （3）颈 - 股动脉脉搏波传导速度 ≥ 12m/s （4）踝 / 臂血压指数 < 0.9 （5）肾小球滤过率降低 [eGFR < 60ml/(min·1.73m²)] 或血清肌酐轻度升高〔男性 115~133μmol/L(1.3~1.5mg/dl)，女性 107~124μmol/L(1.2~1.4mg/dl)〕 （6）尿微量白蛋白 30~300mg/24h 或白蛋白 / 肌酐 ≥ 30mg/g(3.5mg/mmol)	（1）脑血管病（脑出血、缺血性脑卒中、短暂性脑缺血发作） （2）心脏疾病（心肌梗死、心绞痛、冠状动脉血运重建、慢性心力衰竭） （3）肾脏疾病［糖尿病肾病、肾功能受损、肌酐升高（男性 ≥ 133μmol/L、女性 ≥ 124μmol/L）、蛋白尿 ≥ 300mg/24h］ （4）外周血管疾病 （5）视网膜病变（出血、渗出或视乳头水肿） （6）糖尿病

高血压危险因素

2. 血压控制在怎样的范围内是合适的呢

血压治疗的目标都是在 3 个月内控制血压达标。根据虚弱情况、独立生活能力和可耐受情况，设定个体化的血压目标，如表 2-4-1 所示。

表 2-4-1　个体化降压目标值

不同状况	降压目标值 /mmHg
一般高血压	< 140/90
高血压合并慢性肾病	< 130/80
高血压合并糖尿病	< 130/80
高血压合并冠心病	< 130/80
高血压合并心力衰竭	< 130/80
高血压合并脑卒中	< 140/90
老年高血压	< 150

3. 常见降压药物有哪些

目前临床上常用的口服降压药物主要有 5 类：CCB、ACEI、ARB、利尿剂、β 受体阻滞剂。

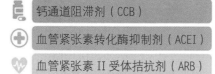

钙通道阻滞剂（CCB）

血管紧张素转化酶抑制剂（ACEI）

血管紧张素 II 受体拮抗剂（ARB）

利尿剂

β 受体阻滞剂

常见口服降压药物

4. 常见的服药误区有哪些

（1）凭感觉用药。有些人认为，只要没有感觉不舒服就不需要用药。这种观念不可取！升高的血压会悄悄地在你身体里搞破坏，因此一旦发现血压升高，就需要进行非药物或药物治疗，不要等到心、脑、肾等靶器官出现损害才后悔。

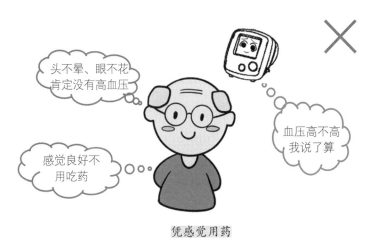

凭感觉用药

（2）只吃药，不测量血压。有些高血压患者，每天都认真、准时吃药，但却不监测血压，这是不可取的。吃药的目的是控制血压，只有定期测量血压才能知道该降压药物是否有效。

（3）有"灵丹妙药"可以根治高血压。高血压一经确诊，绝大部分患者需要终身治疗。某些广告、讲座宣称某种药物、高科技产品、保健食品或保健仪器能根治高血压，这些都是伪科学，千万不要相信！坚持到正规医院就诊才是王道。

5. 依从性如何影响高血压患者的血压水平

依从性的定义为某人的行为，如服药、遵循饮食计划或改变生活方式等，在一定程度上符合医疗保健提供者的建议。患者依从性差是血压控制不佳的主要影响因素之一，且与血压升高幅度有关，是高血压患者预后不良的指标之一。药物能够帮助高血压患者降低并稳定血压，血压下降 20/10mmHg，会将心血管风险降低 50%。调查显示，半数成年高血压患者的服药依从性差。

6. 怎样做到不忘记服药

（1）养成每天早晨监测血压的习惯，并做好记录。

（2）将依从行为与日常习惯联系起来，如固定在晨起排尿后服药。

（3）在醒目的位置做好服药提醒和测量血压的标识。

（4）血压计和药品位置相对固定，以便取拿收放。

（5）在药品外包装上写好每次服药的时间和剂量。

（6）使用依从性辅助工具，如闹钟、手机或短信服务。

（7）让家人参与服药依从性管理。

7. 为什么要坚持测量血压

（1）已确诊高血压，并长期服用药物的患者，定期测量血压是为了了解降压药物的疗效，根据血压控制情况，及时调整治疗方案。

（2）未确诊高血压，但自己测量发现血压高，不要急着买药吃。一次血压高不能判定为高血压，要不同天多次测量，血压均较高时才有可能确诊，而且哪怕确诊高血压也不一定都要吃药。此时正确的做法是：带上您测量的血压值，到正规医疗机构咨询医生。

注意！为了更好地比较每天血压变化情况，建议每天测量血压的时间相对固定，避免不同时间测量引起的血压波动。

8. 服药后血压降不下来该怎么办

（1）首先要明白一点，服药 3~4d，血压没有明显下降，这是正常现象，不是降压效果不好。

（2）降压并不是越快越好，血压降得太快反而会引起不适，一般医生会让血压在数周到数月内降至正常范围。

（3）如果规律用药 1 个月以上，血压控制仍不满意，那就需要在专科医生指导下调整降压药物的使用。

五、高血压患者的出院随访及自我管理

1. 高血压随访的内容有哪些

高血压随访的最终目标是提升高血压的知晓率、治疗率和控制率，从而促进高血压的有效防治，达到降低脑卒中、冠心病等心脑血管疾病发病率与死亡率的目的。

通过随访，可以了解患者降压治疗效果与副作用，明确血压控制是否达标，分析血压控制不佳的原因及其他危险因素的变化。

随访的内容主要包括以下几个方面。

（1）测量血压。定期测量血压，了解血压动态变化，反映治疗效果，指导用药。测量血压可以到医院，也可以在家里进行，但如果用电子血压计自测，则需要定期到医院请专科医生复测对照，以免有误。医生还可以根据病情建议做动态血压监测。动态血压可以反映白昼与夜间各时间段血压情况，能更敏感、客观地反映实际血压水平。

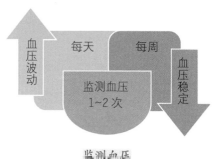

监测血压

（2）心电图检查。高血压患者无心脏相关并发症时，心电图可以是正常的。但如果血压长期得不到有效控制，会使心肌肥厚或发生各种心律失常，此时，心电图会有相应的异常改变。因此，定期做心电图检查可以协助诊断高血压患者心脏受损情况，及时调整治疗措施。

（3）胸部拍片检查。高血压早期或轻度高血压时，胸部拍片检查可以没有明显变化。如果长期血压升高，心脏负荷加重，左心室发生肥厚，此时拍片检查可显示左心缘圆钝；当左心室功能不全时，可出现左心室扩大。因此，对高血压患者进行胸部拍片检查，有助于了解心脏受损情况。

（4）尿液检查。当高血压患者尿液中出现蛋白质、红细胞和管型时，结合病史和实验室检查结果，可以判断有无肾脏损害；同时，根据尿中蛋白质定量还可鉴别有无继发性肾性高血压。

（5）抽血检查。高血压患者常合并血脂异常、糖尿病或糖耐量异常，容易发生动脉粥样硬化，加速损害心、脑、肾等重要脏器，甚至发生冠心病和脑血管意外，需要定期监测血脂、血糖情况。同时，有些降压药物，如噻嗪类利尿剂、β受体阻滞剂等，会影响血脂、血糖代谢，通过观察血脂、血糖检测结果，可适当调整降压药物的使用。

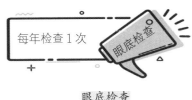

（6）眼底检查。有助于判断高血压的严重程度，急进性高血压患者常出现视神经乳头水肿或眼底小血管破裂出血现象。

每年检查1次 眼底检查

眼底检查

2. 如何把握随访频率

根据患者的血压水平、心血管总体风险及共存疾病决定复诊频率，如表 2-5-1 所示。

表 2-5-1　高血压患者日常血压管理

随访及干预	正常高值/白大衣高血压	1级高血压/低中危/血压控制达标者	新发高血压/血压控制未达标者
血压监测	家庭或动态血压	诊室或家庭血压	家庭或动态血压
生活方式干预	长期坚持	长期坚持	强化生活方式干预，并长期坚持
药物治疗	—	坚持药物治疗，控制血压达标	提高服药依从性，根据指南调整治疗方案
随访频率	每3个月1次	每1~3月1次	每2~4周1次
转诊情况	—	—	服用3种以上降压药物，血压仍未达标者

（1）血压正常高值和白大衣高血压者，每3个月随访1次。

（2）高血压1级，危险分层属于低危、中危或仅服1种药物治疗者，每1~3个月随访1次。

（3）新发现的高危及病情较复杂者随访间隔时间应缩短，其中高危患者血压控制未达标或者临床有症状者，可缩短至2~4周随访1次。

（4）血压控制达标且稳定者，每1~3个月随访1次。

3. 什么是高血压患者的分级管理

一级管理包括管理对象和管理要求。

（1）管理对象。男性年龄＜55岁、女性年龄＜65岁，高血压1级，无其他心血管疾病危险因素，危险分层属于低危的高血压患者。

（2）管理要求。每3个月至少随访1次，了解血压控制情况，针对患者存在的危险因素采取以非药物治疗为主的健康教育处方。若单纯非药物治疗6~12个月效果不佳，应增加药物治疗。

二级管理包括管理对象和管理要求。

（1）管理对象。高血压2级或1级同时有1~2个其他心血管疾病危险因素，危险分层属于中危的高血压患者。

（2）管理要求。每2个月至少随访1次，了解血压控制情况，针对患者存在的危险因素采取以非药物治疗为主的健康教育处方，改变不良生活方式。若单纯非药物治疗3~6个月效果不佳，应增加药物治疗，并评价药物治疗效果。

三级管理包括管理对象和管理要求

（1）管理对象。高血压3级或合并3个以上其他心血管疾病危险因素或合并靶器官损害或合并糖尿病或合并临床情况者，危险分层属于高危和很高危的高血压患者。

（2）管理要求。每个月至少随访1次，及时发现高血压危象，了解血压控制情况。加强规范降压治疗，强调按时服药，注意病情发展和药物治疗过程中可能出现的副作用，及时发现异常情况，进行靶器官损害的预警与评价。

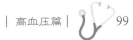

高血压患者随访内容如表 2-5-2 所示。

表 2-5-2　随访内容

随访及干预项目	高血压 1 级且无其他心血管疾病危险因素的患者	高血压 1 级合并 1~2 个其他心血管疾病危险因素的患者	高血压 2 级以上或合并 3 个以上其他心血管疾病危险因素或合并靶器官损害或合并相关疾病的患者	由上级医院转入的患者
非药物治疗和健康教育	落实干预措施	落实干预措施	落实干预措施	落实干预措施
药物治疗	6~12 个月后血压 ≥ 150/95mmHg 时开始使用	3~6 月后血压 ≥ 150/95mmHg 时开始使用	主要的治疗手段,应立即开始,根据情况调整强度与力度	执行上级医院的治疗方案
BMI	每 6 个月 1 次	每 3 个月 1 次	每 3 个月 1 次	每 3 个月 1 次
血脂	每年 1 次	每年 1 次	每年 1 次	每年 1 次
血糖(空腹血糖、糖化血红蛋白、糖耐量试验)	每年 1 次	每年 1 次	每年 1 次	每年 1 次
了解患者自觉症状	是否有头晕、头痛、胸闷等不适	是否有头晕、头痛、胸闷等不适	对照病历	对照随访记录
血、尿常规	每年 1 次	每年 1 次	每年 1 次	每年 1 次
心电图检查	每年 1 次	每年 1 次	每年 1 次	每年 1 次
肾功能	每年 1 次	每年 1 次	每年 1 次	每年 1 次
眼底检查	每年 1 次	每年 1 次	每年 1 次	每年 1 次
超声心动图检查	每年 1 次	每年 1 次	每年 1 次,同时行颈部血管超声检查	每年 1 次,同时行颈部血管超声检查

4. 如何选择血压计

实体药店、电器商场、电商平台都有售卖血压计，应选择正规商店、网络平台购买，避免买到不合格产品。

《中国高血压防治指南》推荐使用经国际标准化认证的上臂式电子血压计。通过欧美认证的血压计会标有 ESH、AAMI 或 BHS 等字样。电子血压计会自动提供收缩压、舒张压、平均动脉压、心率和测量时间等数值，血压异常时会提示，一般会有历史回顾功能，可以查询近期测量的血压数值，操作比较简单，一个人就可以完成测量。现在市面上的电子血压计还增加了很多辅助功能。①语音播报功能。自动语音播报血压值，有利于视力不佳的老年人。②远程报警。血压计与手机关联，当血压值异常时，可以及时通知子女或照顾人。③生成血压监测记录表，方便将数据提供给医生参考。

选择血压计时需注意以下几点。①肥胖或特别瘦的人，应根据手臂粗细选择血压计袖带，否则消瘦的人用普通血压计测量所得的血压值可能会偏低，而肥胖的人用普通血压计测量所得的血压值可能会偏高。②血压计每年都要校准 1 次，购买时注意询问厂家是否提供校准服务。③通常不推荐腕式血压计或手指式血压计，因为数值会有所偏差，我们常说的血压目标范围是参照上臂血压的测量值来设定的，但特殊人群因上臂不能监测血压，可以通过腕式或手指式血压计来监测血压。④不推荐家庭使用水银血压计。水银血压计需要听诊技术，读数会因个人偏好而不同，容易发生测量和记录差异，一个人完成血压测量比较困难，且存在水银污染的风险。水银血压计每半年至少校准 1 次，否则影响测量结果。关于测量的准确性，电子血压计与水银血压计并无太大差别。

5. 测量血压时应采取怎样的体位

通常认为，只要患者上臂与心脏处于同一水平位置，那么无论是坐着、躺着，甚至是站着，都是可以的。为了更好地比较每天血压情况，建议每天测量血压时采取同一种体位。

值得注意的是，部分药物容易引起体位性低血压，即用药后突然站立，导致回心血流量明显减少，出现低血压症状，如头昏、站立不稳等，此时应测量站立位的血压，或者测量动态血压。

预防体位性低血压三步曲：睡醒后躺半分钟，在床上坐半分钟，两腿下垂在床沿坐半分钟。无不适方可行走，如果有眩晕应及时寻求他人帮助。

6. 测量血压时选择左手还是右手

目前临床中普遍测量右臂血压。健康人左右臂的血压可有 5~10mmHg 的差异，约 20% 正常人左右臂的血压差可能大于 10mmHg。由于血管生理结构的原因，左臂测量所得的血压值稍低一些，右臂血压更接近主动脉上的血压，因此通常认为，测量右臂的血压更准确。

但是，第一次检查时左右臂都需要测量。如果血压不一致，以血压值较高的那侧手臂为准。当左右臂血压差别过大时，应做进一步检查。

7. 多久测量一次血压呢

（1）血压正常者。20 岁以上要定期监测血压，20~29 岁可每 2 年测量 1 次血压，30 岁以上每年至少测量 1 次血压。

（2）有高血压危险因素者。血压正常者也应定期监测血压，建议每 6 个月测量 1 次血压，并改变不良生活方式，预防高血压的发生。

（3）高血压患者。可随时监测血压，并做好记录。一般初诊或血压控制未达标及血压不稳定的患者，每日早、晚各测量 1 次，每次测量 2 遍，连续测量 7d，就诊时将测量结果交给医生。如果是血压控制达标且稳定的患者，则每周选一天监测血压，早、晚各测量 1 次；每月复诊 1 次，若有血压升高的趋势，应及时告知医生。

8.如何正确测量血压

（1）测量前准备：测量血压前半小时不吸烟、不饮酒、不喝咖啡，排空尿液，休息至少 5min。

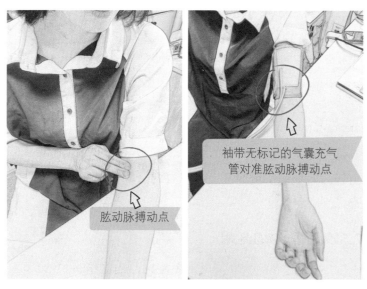

肱动脉搏动点

袖带无标记的气囊充气管对准肱动脉搏动点

测量血压的注意事项

（2）测量：坐位，双脚平放，把要测量的那个手臂放到桌上，用另一只手摸肘窝，在肘窝偏内侧的地方可以触摸到一根搏动的血管，就是肱动脉。然后将袖带标记处（无标记的为充气管）放到肱动脉上，袖带的高度要与心脏在同一水平线。测量时，患者保持安静，若为单层薄衣物可不必脱去，也不必卷袖，若为较厚衣物，应去除，卷袖会变相勒紧手臂，造成血压测量结果不准确。同时，袖带不能绑得过紧或过松，绑好后，松紧程度以袖带和胳膊之间可以插进一到两根手指头最合适。最后，按"开始"按钮，一般的电子血压计会显示收缩压、舒张压和脉搏，判断心跳的快慢。

凌晨2~3时人体血压水平较低，清晨8~10时可能出现血压高峰。晚间血压测量有助于夜间血压的评价，对于预防心脑血管意外有重要意义。一旦发现血压升高或出现高血压症状，如头晕、眼花、恶心呕吐、视物不清、意识障碍、肢体行动异常等要及时到医院就诊。

9. 高血压人群的血压控制目标是多少

血压控制目标为＜140/90mmHg，并做到无新增危险因素及控制原有危险因素。

10. 高血压患者自我服药管理的要点有哪些

首先，要正确服用药物。

（1）遵医嘱服用药物，不可自行改变药物的种类、剂量和服药时间。不能擅自突然停药，以免血压突然急剧升高。

（2）坚持长期服药。血压降至理想水平后，应继续服用药物，保持血压相对稳定。一旦停药，血压会大幅度波动，导致心脑血管疾病的发生。

（3）牢记药物的名称、用量、用法、作用及不良反应，最好使用书面记录或照片记录，避免遗忘。这样做的好处有很多，一则可以提醒自己，不会错服或漏服药物；二则就诊时能更清楚、全面地向医护人员表述目前自身服用药物的情况；三则可方便家人帮助您进行用药管理。

其次，在规律使用降压药物期间应注意观察身体状况，发现以下几种情况需要立即就医。

（1）血压异常升高。收缩压高于 180mmHg 或舒张压高于 120mmHg，这是一种非常紧急的情况。如果不及时处理，很可能引发心、脑等重要器官的病变，危及生命。

（2）用药期间，仍出现剧烈头痛、视力下降、呼吸困难等症状，说明高血压可能造成了器官损害，需要立即就医。

（3）药物都有一定的副作用，但不是所有吃药的人都会出现，如果用药后出现的不良反应对正常生活造成影响，请及时就诊。

（4）使用降压药期间血压控制不佳，也需要及时就医。

11. 高血压患者如何改善生活方式

《2020 国际高血压学会全球高血压实践指南》和《中国高血压临床实践指南 2022》认为健康的生活方式是一线降压治疗手段，是治疗高血压的基础，应长期坚持。健康的生活方式包括合理膳食、规律作息时间、戒烟限酒、控制体重、平衡心理等。

减盐增钾
减少钠盐摄入，每人每日食盐摄入量不超过5g，增加钾摄入

合理膳食
减少高油、高糖食物的摄入，多食用新鲜蔬菜、水果

心理健康
减轻精神压力，保持心态平衡

生活方式干预

控制体重
BMI < 24kg/m², 男性腰围 < 90cm, 女性腰围 < 85cm

规律运动
中等强度，每周5~7次，每次持续30~60min

戒烟限酒
不吸烟，彻底戒烟，避免被动吸烟；不饮酒或限制饮酒

生活方式干预

冠心病篇

一、冠心病基础知识

1. 什么是冠心病

冠状动脉粥样硬化性心脏病指冠状动脉粥样硬化使血管腔狭窄或阻塞，导致心肌缺血缺氧或坏死而引起的心脏病，简称冠心病。

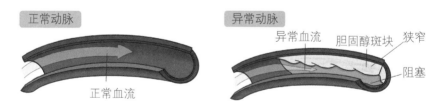

正常动脉与异常动脉的区别

2. 什么是稳定型心绞痛

稳定型心绞痛（stable angina pectoris，SAP），亦称劳力性心绞痛，是在冠状动脉狭窄的基础上，由于心肌负荷增加而引起心肌急剧、暂时缺血缺氧的临床综合征。本病的重要临床特征是在数月内疼痛发作的程度、频率、持续时间、性质和诱因无明显变化。

3. 什么是急性冠脉综合征

急性冠脉综合征（acute coronary syndrome，ACS）是由急性心肌缺血引起的临床综合征，包括不稳定型心绞痛（unstable angina pectoris，UAP）、非 ST 段抬高心肌梗死（non-ST segment elevation myocardial infarction，NSTEMI）和 ST 段抬高心肌梗死（ST segment elevation myocardial infarction，STEMI），UAP 和 NSTEMI 又统称为非 ST 段抬高急性冠脉综合征（non-ST segment elevation acute coronary syndrome，NSTE-ACS）。动脉粥样硬化不稳定斑块破裂导致冠状动脉内急性血栓形成，被认为是大多数 ACS 发病的主要病理基础。

4. 心肌桥是怎样的一座"桥"

一般来说，向心肌供血的动脉走行在心脏表面，但是有些人是不一样的，他们部分动脉会潜入心肌下面，然后再出来，形成所谓的心肌桥。心肌桥是从出生起就存在的解剖变异，通常是无害的，只有不到 5% 的人在接受血管造影时发现了心肌桥的存在。

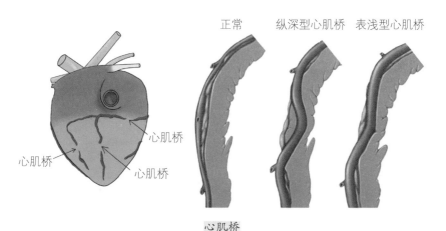

心肌桥

5. 冠心病如何早发现

冠心病早期会出现胸痛、心悸、胸前压迫感并向肩部放射，伴有饱胀感、呼吸困难、疲乏无力、发热冒汗等症状，若存在以上不适应应及时就诊。

6 "心梗"危险吗

我们常说的"心梗"，多指急性心肌梗死。它是由于冠状动脉突然堵塞，心脏供血不足导致心肌细胞死亡的最严重的冠心病类型，是人类健康的"头号杀手"。

7. 哪些胸痛可能是致命的

（1）症状更严重。新发或发作的频率、持续时长、程度较前增加。

（2）持续时间更长。持续数分钟到数小时，休息时也发生胸痛的。

（3）不能缓解。休息或舌下含服硝酸甘油只能暂时甚至不能完全缓解的。

8. 急性心肌梗死发病有先兆吗

约 70% 急性心肌梗死发病前有前驱症状，约 30% 是突然发病。

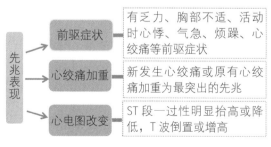

急性心肌梗死先兆表现

9. 高血糖、高血压、高血脂对心血管的影响大吗

高血脂、高血糖、高血压对心血管的影响很大，会加速血管老化，使血管功能下降，加速粥样硬化性斑块形成，增加冠心病的发病风险。

10. 吸烟会导致冠心病吗

吸烟是冠心病的"隐形杀手"，与冠心病密切相关。吸烟可使血浆高密度脂蛋白降低、甘油三酯增高，促进动脉粥样硬化。同时，烟草中所含的尼古丁会引起动脉痉挛和心肌受损。吸烟者冠心病发病率比不吸烟者高 2~6 倍，且与每日吸烟的支数呈正比。

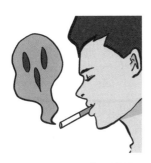

吸烟与冠心病密切相关

11. 肥胖会导致冠心病吗

肥胖会增加患冠心病的风险，因为肥胖可导致血浆甘油三酯及胆固醇水平增高，并常伴发高血压或糖尿病。研究认为肥胖者常有胰岛素抵抗，导致动脉粥样硬化的发病率明显增高。BMI $\geqslant 28kg/m^2$ 者为肥胖。

小知识点 | 标准体重（kg）= 身高（cm）–105（或 110）
体质指数（BMI）= 体重（kg）/［身高（m）］^{2}

标准体重与体重指数

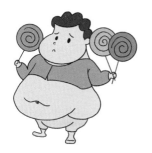

肥胖

12. 失眠与冠心病相关吗

睡眠障碍是心血管疾病的独立危险因素，会引发高血压、冠心病、心肌梗死、脑卒中等疾病。

简单来说，只要有睡眠障碍，就有发生心血管疾病的风险。睡不着、睡不醒和睡不好都属于睡眠障碍。

13. 冠心病患者睡姿有讲究吗

冠心病患者宜采取右侧卧位，双腿弯曲，头高脚低的睡姿。床头抬高 10°，可减轻心脏负荷，利于心脏休息；全身肌肉放松，脏器处于自然位置，心脏不被压迫，呼吸顺畅。

14. 冠心病跟遗传有关系吗

冠心病与遗传有一定的关系，研究发现有糖尿病、高血压、血脂异常家族史者，冠心病的发病率明显增加；家族中有年龄低于 50 岁的冠心病患者，其近亲发病率增加 5 倍。

15. A 型性格的人更容易得冠心病吗

A 型性格的人存在较高的冠心病患病率。因为 A 型性格的人容易情绪激动，精神过度紧张，好斗性强。这与人体内一种叫儿茶酚胺物质浓度长期过高有关。儿茶酚胺会导致心率增快、血压升高。因此，冠心病患者应保持情绪稳定、乐观，调节好心态，不宜大喜大悲。

16. 冠心病的常规检查有哪些

冠心病常规检查包括心电图、动态心电图、心脏彩超、心肺运动试验、胸片、冠状动脉 CT、冠状动脉造影（coronary angiography，

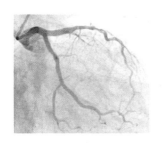

冠状动脉造影

CAG）等。其中 CAG 是确诊冠心病的金标准。

17. 什么是 TIMI 血流分级

冠状动脉造影的 TIMI 血流分级是评价冠状动脉灌注的标准，与冠状动脉狭窄程度有一定联系，在临床上分为 4 级。

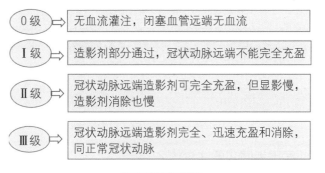

0 级	无血流灌注，闭塞血管远端无血流
Ⅰ 级	造影剂部分通过，冠状动脉远端不能完全充盈
Ⅱ 级	冠状动脉远端造影剂可完全充盈，但显影慢，造影剂消除也慢
Ⅲ 级	冠状动脉远端造影剂完全、迅速充盈和消除，同正常冠状动脉

TIMI 血流分级

二、冠心病的治疗

1. 冠心病的三大治疗方案是什么

冠心病的三大治疗方案是药物治疗、介入手术、冠脉搭桥。

2.得了冠心病，药物治疗很重要吗

药物治疗是控制冠心病病情的基础治疗，目的是缓解症状、减少心绞痛的发作及预防心肌梗死，同时可延缓冠状动脉粥样硬化性病变的发展，降低冠心病死亡率。

3.冠心病患者一般服用哪些药物

常用药物有硝酸酯类、抗血栓类、ACEI类、ARB类、β受体阻滞剂、钙通道阻滞剂、他汀类、中成药等。

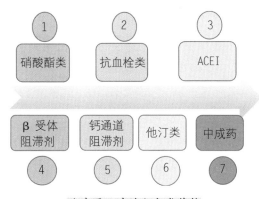

治疗冠心病的七大类药物

4.冠心病患者服药要注意什么

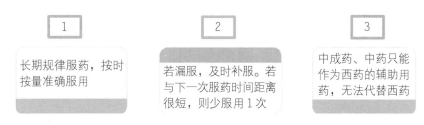

1	2	3
长期规律服药，按时按量准确服用	若漏服，及时补服。若与下一次服药时间距离很短，则少服用1次	中成药、中药只能作为西药的辅助用药，无法代替西药

冠心病患者服药注意事项

5. 服用硝酸甘油要注意什么

服用硝酸甘油时，应注意以下 3 点内容，并谨记服药口诀。

服用硝酸甘油注意事项

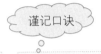
谨记口诀

（1）心绞痛发作时，立即舌下含服硝酸甘油片 1 片，每 5min 重复 1 次直至症状缓解；如果 15min 内用药达 3 次而胸痛仍不能缓解或较前加剧，应立即就医

（2）硝酸甘油片应密闭保存在避光的棕色玻璃瓶中，随身携带，开封后每 6 个月更换一次

（3）含服药物时应取坐位或半卧位，以免体位改变时出现头晕眼花、站立不稳等低血压表现。收缩压低于 100mmHg 禁用

硝酸甘油救命药，
随身携带有必要。
舌下含服半卧好，
快速有效少跌倒。
药物失效及时换，
低温避光保存好。
三片无效叫急救，
急性心梗要想到

服用硝酸甘油注意事项

6. 冠心病患者为什么要使用抗血小板聚集药物

冠心病患者冠状动脉内粥样硬化斑块破裂后，血小板会黏附在破裂处形成血栓，严重者可致心肌梗死。抗血小板药物会阻止血小板聚集，阻止血栓形成，预防心肌梗死的发生，所以冠心病患者应使用抗血小板药物。

7. 什么是"单抗""双抗"治疗

医生常说的"单抗治疗"是使用一种抗血小板药物，"双抗治疗"是使用两种抗血小板药物。常用的抗血小板药物可以分为以下 4 类。

常用抗血小板聚集药物

第1类：阿司匹林，它是抗血小板聚集药物的鼻祖

第2类：P_2Y_{12} 受体拮抗剂，如氯吡格雷、替格瑞洛等

第3类：静脉应用的抗血小板聚集药物，如替罗非班

第4类：磷酸二酯酶抑制剂，如双嘧达莫、西洛他唑

常用抗血小板聚集药物

8. 冠心病患者需要长期服用抗血小板聚集药物吗

冠心病患者需要长期服用抗血小板聚集药物，具体的服药方法如下。

（1）未行 PCI 术的患者。每天小剂量阿司匹林（75~100mg/d），没有禁忌证的情况下应长期服用。

（2）PCI 术后的患者。一般需要双抗治疗 6~12 个月。

9. 发生消化道出血该怎么处理

行胃镜检查，评估出血情况

没有活动性出血的患者，建议不停用阿司匹林

可见明显出血，若只服用1种抗血小板聚集药物，建议停用；若同时服用了2种抗血小板聚集药物，建议继续服用阿司匹林，停用另一种抗血小板聚集药物

消化道出血稳定后，应尽快恢复抗血小板聚集治疗，同时服用护胃药物

消化道出血的处理

10. 冠心病患者为什么要服用他汀类药物

冠心病患者常常并发血脂异常，如高甘油三酯、高胆固醇、高密度和低密度脂蛋白异常，这些都会危害心脏血管，所以需要服用他汀类调脂药，以控制血脂。

他汀类药物的主要作用是控制血脂水平、稳定血管内斑块及控制斑块增生。常见药物有阿托伐他汀钙、瑞舒伐他汀、辛伐他汀、普伐他汀等。

11. ACEI 及 ARB 药物对冠心病有什么作用

ACEI 及 ARB 药物的主要作用是防止心脏扩大及变形、降低血压、降低尿蛋白，使冠心病患者的心肌梗死等主要终点事件发生率显著降低。

常见 ACEI 药物有培哚普利、贝那普利、卡托普利等。常见 ARB 药物有缬沙坦、厄贝沙坦、坎地沙坦等。

12. 冠心病患者存在哪些服药误区

误区 1 心脏支架植入术后就可以不吃药了

不可以！应长期服用抗血小板聚集药物，预防术后血栓及其他血管再狭窄等，避免心肌梗死再次发生

长期吃药对身体有坏处 **误区 2**

请不要过分担心，您只需遵医嘱服药，定期复查，及时把不适反馈给医生即可

误区 3 饭后服药效果会更佳

大部分药物应空腹吃，没有胃内食物干扰，药物反倒更快速进入肠道，减少对胃的刺激，起效更快，如降压药及阿司匹林

降压药，建议晨起空腹服用，可以预防老年人晨起活动后血压升高引起的心脑血管意外事件

阿司匹林肠溶片必须在肠道吸收，空腹服药效果更佳

冠心病患者服药误区

13. 冠心病介入治疗有哪些方法

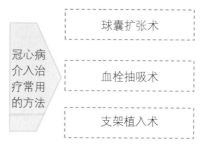

冠心病介入治疗常用方法

14. 冠心病介入治疗存在风险吗

凡是手术必有风险。虽然冠状动脉介入手术技术已经很成熟，但仍存在一定的风险。

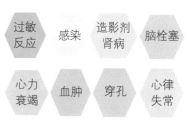

冠心病介入治疗的常见并发症

15. 发生心肌梗死时疏通血管的方法有哪些

急性心肌梗死发病急骤，一旦发生，需立即开展规范救治措施，即"救心"。"救心"的关键在于及时疏通血管。疏通血管的方法有3种。

1　溶栓治疗

2　介入治疗

3　搭桥治疗

常见疏通血管的方法

16. 冠心病介入治疗的大致过程是怎样的

主要有以下两条途径。

（1）桡动脉穿刺途径。经桡（尺）动脉穿刺→肱动脉→腋动脉→锁骨下动脉→升主动脉→左、右冠状动脉开口。

（2）股动脉穿刺途径。经股动脉穿刺→髂外动脉→髂总动脉→腹主动脉→胸主动脉→主动脉弓→升主动脉→左、右冠状动脉开口。

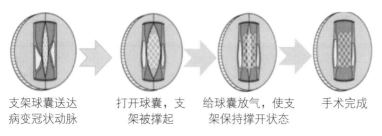

| 支架球囊送达 | 打开球囊，支 | 给球囊放气，使支 | 手术完成 |
| 病变冠状动脉 | 架被撑起 | 架保持撑开状态 | |

冠心病介入术流程

17. 冠心病介入治疗术前准备包括哪些内容

（1）遵医嘱做好相关检查。心电图、心脏彩超、胸片及留取大小便标本等。

（2）保持良好的心态。说出自己的感受，解除疑虑，稳定情绪，与医护人员、病友交流，了解手术的方法、意义和术中配合要点等，积极配合手术。

（3）做好皮肤清洁。保持桡动脉、肱动脉、腹股沟等穿刺处周围皮肤的清洁。

（4）遵医嘱服药。手术前一晚需口服加量的阿司匹林和氯吡格雷。如果患者入睡困难，请告知医生，医生会根据情况加用安眠类药物。

（5）生活中需注意以下内容。手术当天饮食以六成饱为宜，可进食米饭、面条等，不宜喝牛奶、吃油腻食物，以免术后卧床出现腹胀或腹泻；准备好便盆及尿壶，进行床上大小便训练，避免术后卧床导致的排尿或排便困难。术前排空大小便。

（6）其他方面的准备包括以下两方面。手术前一日在非手术侧上肢或下肢打留置针；手术当天更换清洁患服，不穿内衣内裤，脱下活动性假牙、饰品、手表等物品。

18. 冠心病介入术后需要注意什么

（1）穿刺部位的护理要点。①术后穿刺部位会予加压包扎，患者不得随意解开包扎，以免发生大出血。②穿刺处敷料应保持清洁干燥。③穿刺处会出现酸、麻、胀、痛等不适，若出现严重的肿胀、疼痛或肢体麻木，无法忍受，应及时通知医务人员处理，切勿擅自解开包扎。④密切观察穿刺处是否有渗血，若出现渗血，应及时通知医务人员。

（2）术侧肢体活动。①股动脉穿刺途径者：术后取平卧位，术侧肢体伸直并制动12~24h，大小便在床上进行，非手术侧肢体可以自由活动。②桡动脉穿刺途径者：不需要绝对卧床休息，但为避免发生其他并发症，建议卧床休息。术侧肢体抬高，卧位时抬高40°~60°，坐位时抬高至胸部水平，保持穿刺处关节伸直，应尽早开始五指操锻炼，能有效缓解酸、麻、胀、痛等不适。

19. 如何预防术侧肢体麻木肿胀

做手指操，可以缓解肿胀麻木，如五指操。五指操分为握、碰、数、压、伸、弹等6个步骤，具体操作方法如下。

（1）握：五指伸展，掌心向上，然后握拳。循环 10~15 次。

（2）碰：拇指分别与示指、中指、无名指、小指触碰。循环 10~15 次。

（3）数：五指伸展，掌心向上，依次将拇指、示指、中指、无名指和小指弯曲进行数数。循环 10~15 次。

（4）压：五指伸展，掌心向上，用拇指依次按压示指、中指、无名指和小指。循环 10~15 次。

（5）伸：五指并拢，掌心向上，然后用力伸开五指。循环 10~15 次。

（6）弹：用拇指依次按住并弹开示指、中指、无名指和小指的指尖。循环 10~15 次。

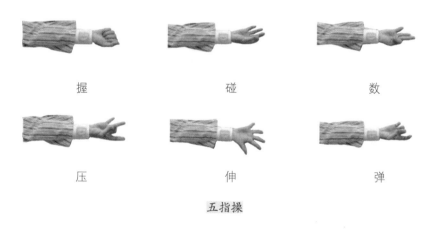

握　　　　　　　碰　　　　　　　数

压　　　　　　　伸　　　　　　　弹

五指操

20. 冠心病介入术后能正常饮食吗

冠心病介入术后能正常饮食，但应注意以下几点。

（1）应适当多饮水，加速造影剂排出，避免造影剂对肾脏造成损害。

（2）饮食宜清淡，进食易消化食物，少量多餐，避免过饱，避免进食油腻、易胀气、生冷食物。

（3）应用抗凝药物期间避免进食硬性、粗糙食物，避免发生消化道出血。

（4）保持大便通畅，多摄入富含膳食纤维的食物。

21. 冠心病介入术后服药注意事项有哪些

术后服药应注意以下 3 点。

（1）注意有无出血：经皮冠脉介入术前、术中、术后都需使用抗凝剂，应注意观察有无皮下出血、硬结、瘀斑、黑便等，若存在这些症状应立即向医务人员报告。

（2）严格遵医嘱准确按时服药，不可随意增减药物。

（3）按照医生的指导，定期复查凝血功能。

22. 冠心病介入术后会存在哪些不适

冠脉介入术后，因伤口需压迫止血，可能会出现肢体麻木、肿胀、疼痛等不适，可通过手指操缓解。若行下肢手术的，可能会出现腰酸、腹胀等不适，极少数人可出现造影剂过敏、低血压等。

23. 冠心病介入术后如何预防低血压的发生

低血压往往发生在经股动脉穿刺者拔出鞘管时，血管迷走神经反射所致。预防方法：拔出鞘管前可适当进食清淡、易消化食物，避免空腹拔鞘管；排空膀胱；放松心情，勿紧张。

24. 冠心病介入术后腰酸腹胀该怎么办

腰酸多是术侧肢体伸直、平卧制动时间过长所导致的，会随起床活动后缓解或消失。缓解方法：术后非手术侧肢体可适当活动，或腰部垫一小枕，也可以热敷、按摩腰背部。

25. 冠心病介入术后如何预防排尿困难

术后排尿困难多是患者不习惯床上排尿而引起的，为避免排尿困难发生，可在术前练习床上排尿，放松心情，避免紧张。排尿困难时，先诱导排尿，如听流水声、吹口哨、温毛巾热敷下腹部等，若仍无法排尿，可进行导尿。

26. 如何减少造影剂带来的不良反应

造影剂最常见的不良反应是肾损伤，为了减少不良反应应做好以下几点。①及时报告医生：若出现不适应立即告知医生。②预防措施：术后可经静脉补液或适当饮水，使尿量达 1000~2000ml，促进造影剂排出。③处置方法：极少数患者注入造影剂后出现皮疹或寒战，可使用地塞米松缓解。

27. 植入的支架在体内会发生移动或脱落吗

当支架植入冠状动脉后，即使进行比较剧烈的活动，甚至抢救时进行心脏按压、电击除颤都不会导致其移动或脱落。

28. 植入支架后，血管会再次发生狭窄吗

植入任何类型的支架，都有发生支架内再狭窄的风险，一般在植入半年内发生。普通金属裸支架的再狭窄率为 20%~30%，药物涂层支架再狭窄率约为 10%。

29. 支架植入后需要取出来吗

支架一旦植入，就要终身携带，不需要取出。除非在冠状动脉搭桥术中，发现支架已经堵塞，且搭桥没有其他吻合点时，只好取出原来的支架，修整局部冠状动脉后再完成搭桥手术。

30. 植入支架后可以做核磁共振（MR）检查吗

除 2007 年之前的支架可能存在弱磁性外，其他支架产品在 ≤ 3.0T 的磁共振检查中都是安全的。进行检查前，最好咨询手术医生的意见，或通过产品说明书了解植入支架的材质和磁性。

三、冠心病的自我管理

1. 冠心病是否可以预防

冠心病的预防分为两个级别：一级预防和二级预防。

（1）一级预防包括 3 个重点：干预血糖、干预血压、干预血脂。一级预防的措施：改变不健康的生活方式，提倡有氧运动、戒烟、健康饮食等。

（2）二级预防指采用药物或非药物措施，预防冠心病复发或病情加重。二级预防的措施：抗血小板聚集治疗，抗心绞痛治疗，控制血压，抗心律失常，控制血脂、血糖及胆固醇，合理饮食，适当运动，健康指导。

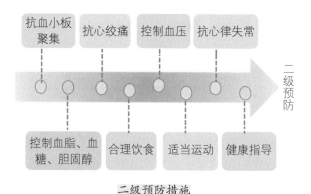

二级预防措施

2. 冠心病患者如何合理饮食

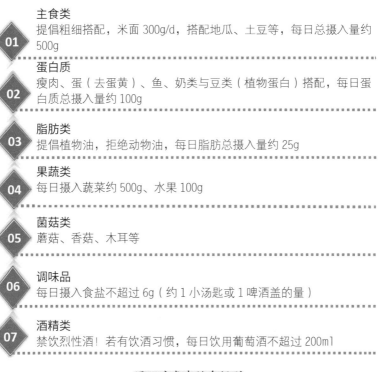

主食类
01 提倡粗细搭配，米面 300g/d，搭配地瓜、土豆等，每日总摄入量约 500g

蛋白质
02 瘦肉、蛋（去蛋黄）、鱼、奶类与豆类（植物蛋白）搭配，每日蛋白质总摄入量约 100g

脂肪类
03 提倡植物油，拒绝动物油，每日脂肪总摄入量约 25g

果蔬类
04 每日摄入蔬菜约 500g、水果 100g

菌菇类
05 蘑菇、香菇、木耳等

调味品
06 每日摄入食盐不超过 6g（约 1 小汤匙或 1 啤酒盖的量）

酒精类
07 禁饮烈性酒！若有饮酒习惯，每日饮用葡萄酒不超过 200ml

冠心病患者饮食规则

3. 冠心病患者应减少哪些食物的摄入

冠心病患者应减少动物脂肪、动物内脏、无鳞鱼、高胆固醇类、糖类制品等的摄入。

4. 心肌梗死患者出院后，是不是必须卧床休息

心肌梗死患者出院后，不能长期卧床不运动，应采取适宜的运动。适宜的运动能促进心脏康复，运动时是应遵守以下原则：适度、不感

到疲劳、不诱发心绞痛。

5. 冠心病患者什么时候可以外出旅游

冠心病急性发作时，患者宜卧床休息，不宜外出。在病情稳定的情况下方可外出，如静息状态下无心绞痛发作，无头晕、胸闷、心悸、气促、呼吸困难等症状。外出时身上应备硝酸甘油、速效救心丸等药物。

心力衰竭篇

一、心力衰竭基础知识

1. 我国有多少心力衰竭患者

基于 0.5 亿中国城镇职工医疗保险数据的调查发现，我国 25 岁及以上人群中心力衰竭标准化患病率为 1.1%，估算现有心力衰竭患者达 1205 万，每年新发心力衰竭病例 297 万例。随着年龄增长，心力衰竭发病率明显增加，在 35 岁及以上人群中为 1.38%，60~79 岁人群中为 3.09%，80 岁以上人群中达到 7.55%。

2. 什么是心力衰竭

心力衰竭（heart failure，HF）简称心衰，是一种临床综合征，其症状或体征由心脏结构、功能异常引起。心脏结构和功能异常包括射血分数（ejection fraction，EF）低于 50%、心腔异常扩大、中度或重度心室肥厚、中度或重度瓣膜狭窄或反流。心力衰竭须经客观证据证实，至少符合以下一项：①利钠肽水平升高。②通过影像学获得的肺或全身性充血的客观证据。

心脏就像一个机械泵，周而复始地泵出血液来满足身体的需要。心力衰竭就好比泵功能出现了故障，导致泵出的血液不能满足全身器官及组织的需要。同时，器官和组织内的血液也不能顺利回归至心脏，从而引起乏力、气短、呼吸困难、腹胀等一系列缺氧和瘀血表现。

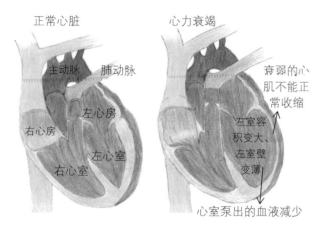

正常心脏　　　　心力衰竭

主动脉　肺动脉　　　　衰弱的心肌不能正常收缩

左心房

右心房

左心室　　　　左室容积变大、左室壁变薄

右心室

心室泵出的血液减少

心力衰竭发生机制

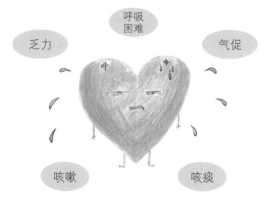

呼吸困难

乏力　　　　　　气促

咳嗽　　　　　　咳痰

心力衰竭临床表现

3. 导致心力衰竭的原因有哪些

导致心力衰竭的原因有两大类，一类是原发性心肌损害，另一类是心脏负荷过重。心肌损害包括冠心病、心肌梗死、心肌病、慢性阻塞性肺疾病等。心脏负荷过重包括高血压、主动脉瓣狭窄、肺栓塞、瓣膜关闭不全、甲状腺功能亢进等。其中，高血压和冠心病是主要原因。

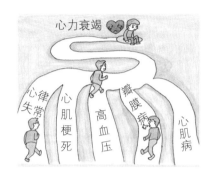

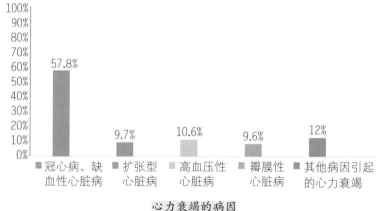

心力衰竭的病因

4. 高血压为什么会导致心力衰竭

心脏就像一个泵，每次往外射血时需要克服外周血管阻力。高血压会导致心脏射血时需要更高的压力才能把血液泵出去，久而久之会导致心肌变肥厚，而心肌肥厚就是心力衰竭的第一步，继而心肌重构，再而心力衰竭。

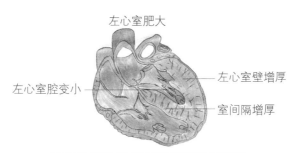

左心室肥大

左心室腔变小

左心室壁增厚

室间隔增厚

左心室肥大——心力衰竭的起始阶段

5. 心肌梗死为什么会引起心力衰竭

心肌梗死患者心力衰竭的发生率为32%~48%，主要为急性左心衰竭。心肌梗死时，心肌细胞大量死亡，且心肌细胞不可再生，造成心脏舒缩力明显减弱或不协调等功能障碍，易诱发心力衰竭。

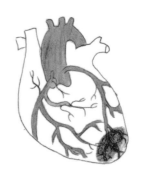

心肌梗死易诱发心力衰竭

6. 心肌病为什么会引起心力衰竭

心肌出现问题，如扩张型心肌病、肥厚型心肌病、病毒性心肌炎、继发于甲状腺功能减退的心肌病等，心脏的泵血功能就会受到影响，严重者会导致心力衰竭。

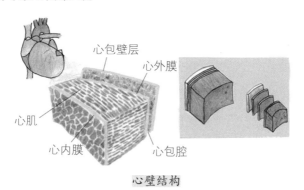

心包壁层

心外膜

心肌

心内膜

心包腔

心壁结构

7. 慢性阻塞性肺疾病为什么会引起心力衰竭

心脏的血液经肺动脉进入肺部进行气体交换，慢性阻塞性肺疾病导致肺部换气不畅，血液瘀滞在肺泡中，从而导致血管内压力增高，心肌要更加卖力工作才能将血液送入肺部，长此以往心肌细胞变性，心室重构，最终导致心力衰竭。

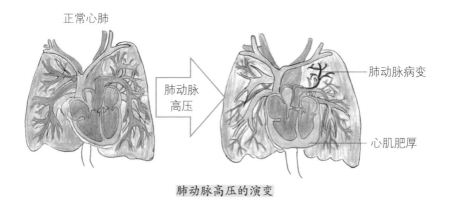

正常心肺

肺动脉高压

肺动脉病变

心肌肥厚

肺动脉高压的演变

8. 心力衰竭的诱因有哪些

感染是最常见的诱因，尤其是呼吸道感染，感染性心内膜炎作为心力衰竭的诱因也不少见。

心律失常、生理或心理压力过大、血容量增加（如钠盐摄入过多、输液或输血速度过快过多）、妊娠和分娩、治疗不当（如不恰当停用洋地黄类药物）、风湿性心脏病等同样会诱发心力衰竭。

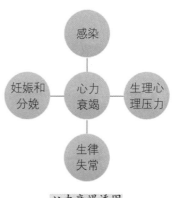

感染

妊娠和分娩

心力衰竭

生理心理压力

生律失常

心力衰竭诱因

9. 心力衰竭的危险因素有哪些

心力衰竭危险因素及预防措施如表 4-1-1。

表 4-1-1 心力衰竭危险因素及预防措施

心力衰竭危险因素	预防措施
久坐	定期体育活动
吸烟	戒烟
肥胖	体育活动和健康饮食
过度饮酒	一般人群不饮酒或少量饮酒，酒精诱导的心肌病患者应戒酒
感染	接种流感疫苗
微生物，如克氏锥虫、链球菌	积极预防、早期诊断、及时治疗
心脏毒性药物，如蒽环类药物	服用适宜剂量的心脏毒性药物，同时监测心功能和副作用
胸部射线暴露	监测心功能和副作用，剂量适宜
高血压	改变生活方式，积极治疗高血压
血脂异常	健康饮食，服用他汀类药物
糖尿病	体育活动和健康饮食，积极控制血糖
冠状动脉疾病	改变生活方式，服用他汀类药物

10. 为什么冬季更容易发生心力衰竭

当我们的身体暴露于寒冷环境中时，为了保持体温，皮肤及血管会收缩，以减少皮肤表面热量的散失。正常生理调节引起的血管收缩会导致血压升高、心率加快、心脏搏动力量增强，会加重心力衰竭患者的心脏负荷。此外，寒冷的冬季容易出现流行性感冒、肺炎等呼吸道疾病，心肺相连，肺部感染导致的发热、咳嗽等都会加重心脏负荷，造成心力衰竭。

11. 心力衰竭发生前，心脏会"自救"吗

心力衰竭发生前，心脏会本能选择"自救"，让心脏看起来像在正常工作。"自救方案"有 4 种：代偿机制、心室重塑、舒张功能不全、体液因子的改变。但这些"自救方案"对于心脏来说是负重前行，此时的心脏就好比一台超负荷工作的水泵，长此以往水泵会发生损害。

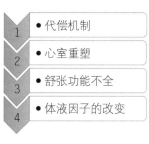

1 • 代偿机制
2 • 心室重塑
3 • 舒张功能不全
4 • 体液因子的改变

心脏"自救方案"

12. 什么是心力衰竭的代偿机制

代偿机制可以简单理解为"补救方法"，而心力衰竭的"力"，可理解为心肌收缩力和心脏压力。

当心肌收缩力受损或心脏压力超负荷时，机体会通过 3 种方式来"补救"一下，使心功能在短期内维持相对正常的水平，这便是心力衰竭代偿机制。

13. 心力衰竭代偿机制有哪些

心力衰竭代偿机制包括 Frank-Starling 机制、神经体液机制和心

肌肥厚。

简单来说，心脏为确保心排血量，左心室会使劲"喝水"以回抽更多的血液，这会导致心脏前负荷增加；人体内相应的化学物质会通过体液这条繁忙的"水路"来进行信号传递，同时请神经体液机制来帮忙；心脏通过让心肌"发胖"来增强心肌收缩力，从而泵出更多血液。

拿气球来举例，心脏收缩好比气球排出气体，心脏舒张如同往气球里注入气体。往气球里吹的气体越多，气球体积越大，气球内压力也就越大，放气时排出的气体也越多，气流压也随之增大。

需要强调一下，心肌肥厚不是指心肌细胞数量增多，而是心肌细胞的"发胖"，同时心肌也会慢慢"石化"——心肌纤维化。但心肌细胞的"发胖"速度落后于心肌的"石化"速度，导致心肌供能不足，继续发展终至心肌细胞死亡。

14. 经过"补救"，心力衰竭就好了吗

不是的，虽然叫"补救方案"，但补救的同时也会对机体造成一定的伤害。例如，心脏内压力增大到一定程度就会影响到它的邻居——肺，出现肺循环淤血。

心力衰竭若不加以控制，随着病情发展，尤其是在某些诱因的作用下将会进入失代偿期。因此，后续的心力衰竭管理非常重要。

15. 心力衰竭分为哪几类

按照发展速度、发生部位及左室射血分数对心力衰竭进行分类。

发展速度	• 急性心力衰竭 • 慢性心力衰竭
发生部位	• 右心衰竭 • 左心衰竭 • 全心衰竭
左室射血分数	• 射血分数降低 • 射血分数轻度下降 • 射血分数保留 • 射血分数改善

心力衰竭分类

16. 心力衰竭症状与体征有哪些

心力衰竭症状与体征如表 4-1-2 所示。

表 4-1-2　心力衰竭症状与体征

临床表现	急性心力衰竭	慢性心力衰竭	
		左心衰竭	右心衰竭
症状与体征	突发严重呼吸困难、端坐呼吸、大汗淋漓、烦躁不安、频繁咳嗽、咳粉红色泡沫痰、一过性血压升高	不同程度的呼吸困难、咳嗽、咳痰、咳血、疲乏、头晕、心慌、心动过速、少尿及肾功能损害、两肺底湿啰音	腹胀、食欲不振、恶心、劳力性呼吸困难、身体低垂部位的对称性水肿、颈静脉怒张、肝肿大、腹水

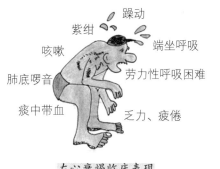

左心衰竭临床表现

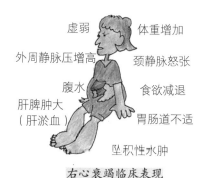

右心衰竭临床表现

17. 如何确定心力衰竭的严重程度

目前主要有以下几种方法来评估心脏功能的损害程度。

（1）心功能分级。心力衰竭的严重程度常采用美国纽约心脏病协会（New York Heart Association，NYHA）的心功能分级方法。可以简单记为"一无二轻三明显，四级不动也困难"。

（2）心力衰竭分期。分为4期，即A期、B期、C期、D期。

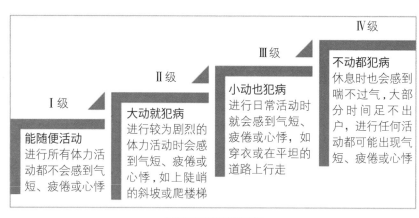

NYHA 心功能分级

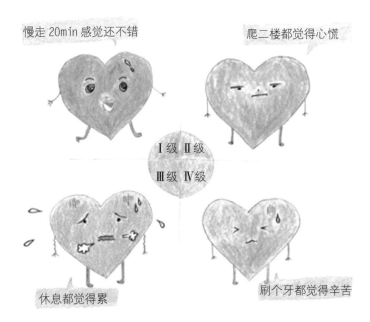

NYHA 心功能分级

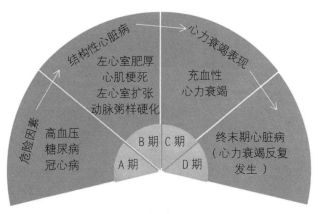

心力衰竭分期

（3）六分钟步行试验。六分钟步行试验与日常活动量相近，可以客观反映患者日常活动能力，是一项简单易行、安全、方便的试验，用以评定慢性心力衰竭患者的运动耐力。本试验除用来评价心脏储备功能外，还可以评价心力衰竭治疗的效果。

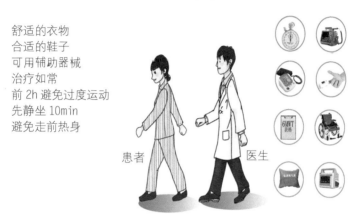

舒适的衣物
合适的鞋子
可用辅助器械
治疗如常
前 2h 避免过度运动
先静坐 10min
避免走前热身

患者　　　　　　　　医生

六分钟步行试验准备

18. 心力衰竭有哪些合并症

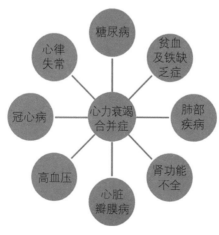

心力衰竭合并症

二、心力衰竭的临床检查与治疗

1. 心力衰竭患者需要做哪些检查

心力衰竭患者需要做的检查包括血液检查、X 线检查、超声心动图、核素检查、心肺运动试验、有创血流动力学监测等。

2. 如何治疗心力衰竭

治疗目标是预防和延缓心力衰竭的发生发展，缓解临床症状，提高运动耐量和生活质量，尽可能减少住院次数，降低死亡风险。采取综合治疗措施，包括药物及非药物治疗、早期干预各种可能导致心功能受损的疾病，如高血压、糖尿病、瓣膜病等。

3. 治疗心力衰竭的药物有哪些

治疗心力衰竭的药物包括 ACEI、ARB、β 受体阻滞剂、醛固酮受体拮抗剂、利尿剂、正性肌力药、血管紧张素受体脑啡肽酶抑制剂（ARNI）等。

ACEI	ARB	ARNI	β 受体阻滞剂	醛固酮受体拮抗剂	利尿剂
• 卡托普利 • 贝那普利 • 依那普利 • 培哚普利	• 氯沙坦 • 厄贝沙坦 • 缬沙坦 • 替米沙坦	• 沙库巴曲缬沙坦	• 美托洛尔 • 比索洛尔	• 螺内酯 • 依普利酮	• 呋塞米 • 托拉塞米 • 布美他尼 • 氢氯噻嗪 • 氨苯蝶啶 • 吲达帕胺

心力衰竭常用药物

4. 没有高血压为什么还要服用降压药物呢

目前用于治疗心力衰竭的 ACEI、ARB、β 受体阻滞剂和醛固酮受体拮抗剂等均有降压作用，但它们的目的并不是降压，而是为了延缓心力衰竭进展，改善患者预后。因此，心力衰竭患者即使血压不高甚至偏低也要尽可能长期服用这些药物。

5. 治疗心力衰竭的药物是如何发挥作用的

我们可以把心脏比作一头驴，而这头驴所拉的沙袋就是心脏泵血时所承受的前、后负荷。一头健康的驴在粮草供应正常的情况下，拉着重量适宜的沙袋，在平坦的道路上匀速前进，驴可以轻松地完成工作。但是，当粮草供应不及时导致驴处于饥饿状态时，驴所拉的沙袋突然增加或持续超载，或者驴驮着沙袋要反复上陡坡，此时驴很快会变得疲劳，无法胜任日常工作。相当于心脏功能下降，也就是我们常说的心力衰竭。因此，心力衰竭就好比一头已经患病的驴拉着超重的沙袋，会出现力不从心、气喘吁吁的症状。

驴饿了怎么办？可以让它吃饱。驴驮着沙袋经过的路太陡峭，跑不动怎么办？我们可以绕开走另外一条平坦的道路。如果我们不去解

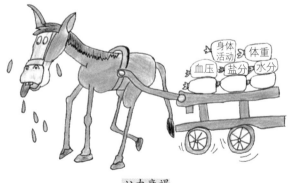

心力衰竭

决问题而盲目扬鞭赶驴，会怎么样？短时间没问题，长期会把驴累垮了，也就没有恢复的可能啦。

ACEI 和 ARB 类药物通过抑制肾素－血管紧张素－醛固酮系统（renin-angiotensin-aldosterone system，RAAS）激活，改善心肌重构。作用就好比让这头驴心脏更强壮。

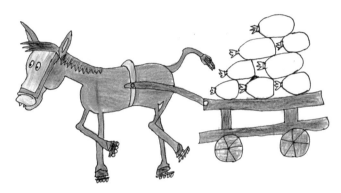

ACEI、ARB 作用机制

β 受体阻滞剂可抑制交感神经系统过度兴奋，作用就好比让这头驴走慢些。

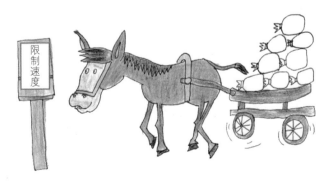

β 受体阻滞剂作用机制

　　强心苷类药物可增强心肌收缩力，作用就好比在驴眼前吊了一把草并给这头驴抽上几鞭子，让它跑得快些。

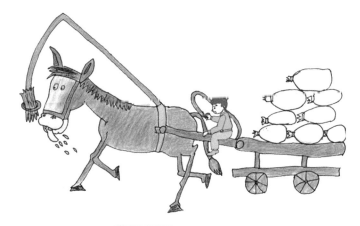

强心苷类药物作用机制

　　ARNI类药物通过抑制血管紧张素受体和脑啡肽酶，发挥舒张血管、预防和逆转心血管重构、促进尿钠排泄等作用。它的作用就好比不仅让这头驴心脏更强壮，而且还可以卸下一些沙袋，减轻重量。

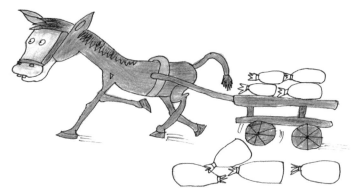

ARNI 类药物作用机制

利尿剂可减轻肺淤血、腹水、外周水肿等。作用就好比让这头驴卸下一些沙袋，减轻负荷。

非药物治疗就好比给病驴的蹄子安上滑轮，让驴走起来更轻松。

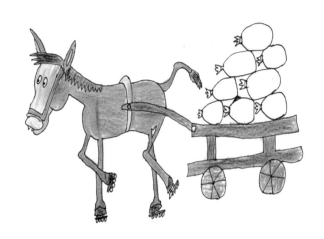

非药物治疗作用机制

6. 心力衰竭控制住了可以停药吗

心力衰竭即使控制住了，仍应坚持服药，并应维持原来的药物剂量，不能自行减量，以延缓或阻止心力衰竭的进展。

心力衰竭是心血管疾病的终末战场，是目前无法攻克的难题。目前很多心血管疾病还没有根治办法，如高血压心脏病、扩张型心肌病、心肌梗死后导致的心力衰竭等。药物治疗后尽管心力衰竭的症状完全缓解，心功能恢复正常，但是病因并未消除，一旦停药，缩小的心脏会再度扩大，心脏功能逐步下降，从而导致心力衰竭复发，治疗难度加大。

7. 一直在吃药，但感觉病情比以前更重了，该怎么办

任何类型的心脏病进展到后期都会发生心肌本身的病变，此时已经不可逆转。如果反复住院就是临床上说的终末期心脏病、顽固性心力衰竭。需要减轻心脏负荷，联合应用强心药物才有可能改善心功能，有些患者甚至需要应用器械辅助治疗。临床上，医生会结合患者心力衰竭分期和病情采取相应的非药物治疗方案。

8. 急性心力衰竭非药物治疗方法有哪些

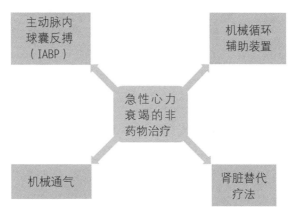

急性心力衰竭非药物治疗方法

（1）主动脉内球囊反搏（intra-aortic balloon pump，IABP）。经股动脉穿刺，将球囊导管送至降主动脉起始下方 1~2cm 处，主动脉内球囊通过与心动周期同步充放气，达到辅助循环的效果，可有效改善心肌灌注，降低心肌耗氧量，增加心输出量。

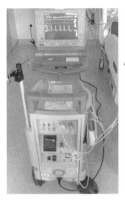
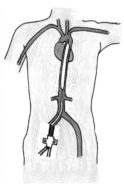

主动脉内球囊反搏

（2）机械通气。①无创呼吸机辅助通气：出现呼吸窘迫（呼吸频率＞25次/分，血氧饱和度＜90%）应尽快给予无创通气。无创通气不仅可减轻症状，还能降低气管插管的概率。②气管插管和人工气道机械通气：适用于呼吸衰竭导致的低氧血症（氧分压＜60mmHg、二氧化碳分压＞50mmHg）和酸中毒（pH值＜7.35）、经无创通气治疗不能改善者。

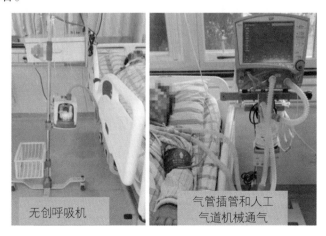

无创呼吸机

气管插管和人工
气道机械通气

机械通气

（3）肾脏替代治疗。难治性容量负荷过重合并以下情况时可考虑肾脏替代治疗：液体复苏后仍然少尿、血钾＞6.5mmol/L、pH 值＜7.2、血尿素氮＞25mmol/L、血肌酐＞300mmol/L。

（4）机械循环辅助装置。对于药物治疗无效的急性心力衰竭或心源性休克患者，可短期应用机械循环辅助装置，包括体外生命支持装置（extracorporeal life support，ECLS）和体外膜肺氧合器（extracorporeal membrane oxygenator，ECMO）等。

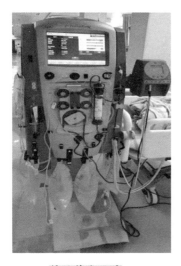

肾脏替代治疗

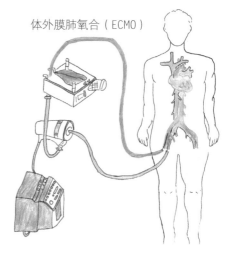

体外膜肺氧合（ECMO）

体外膜肺氧合

9. 慢性心力衰竭非药物治疗方法有哪些

慢性心力衰竭的非药物治疗包括心脏再同步化治疗（cadiac resyn-chronization，CRT）、左心辅助装置和心脏移植等。

10. 什么是心脏再同步化治疗

重度心力衰竭的患者，他们的心肌收缩不同步，就像一支军队，每个士兵都很孱弱，且自由散漫，行军速度非常缓慢，战斗力差。我们可以通过调整军队的纪律性，让士兵们劲往一处使，提升整体战斗力。心脏再同步化治疗就是通过植入一个三腔起搏器，同时起搏左、右心室，达到心肌同步收缩的目的。心脏再同步化治疗通过改善房室、室间或室内收缩同步性增加心排量，可改善心力衰竭患者的症状，提高运动耐量和生活质量，减少住院率并明显降低死亡率。

慢性心力衰竭患者的心脏再同步化治疗的 I 类适应证包括接受最佳药物治疗后仍持续存在心力衰竭的症状、LVEF ≤ 35%、心功能 NYHA 分级 III ~ IV 级、窦性节律时心室收缩不同步（QRS 间期 ≥ 120ms）的患者。

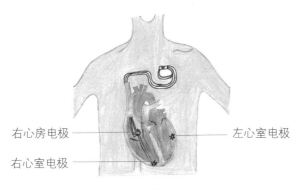

右心房电极　　　　　　　　　　　左心室电极

右心室电极

心脏再同步化治疗

11. 什么是左心辅助装置

在左心室不能满足灌注需要时，给循环提供支持的心脏机械性辅助装置为左心辅助装置，是扩张型心肌病终末期及重症心力衰竭患者除心脏移植外的有效治疗手段。将左心房或左心室血流引入辅助泵体，经泵体驱动血流进入主动脉，完全替代左心泵血功能。

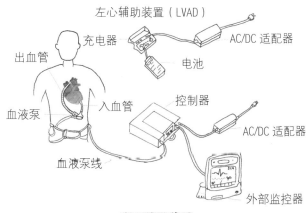

左心辅助装置

12. 心力衰竭常用药物有哪些

心力衰竭的常用药物如表 4-2-1 所示。

表 4-2-1　心力衰竭常用药物

药物类型	通用名
利尿剂	（1）袢利尿剂：呋塞米 （2）保钾利尿剂：氨苯蝶啶、阿米洛利、螺内酯 （3）噻嗪类利尿剂：氢氯噻嗪 （4）AVP 受体拮抗剂：托伐普坦
RAAS 抑制剂	（1）血管紧张素转换酶抑制剂：卡托普利、贝那普利 （2）血管紧张素受体拮抗剂：缬沙坦、厄贝沙坦 （3）血管紧张素受体 – 脑啡肽酶抑制剂：沙库巴曲缬沙坦 （4）醛固酮受体拮抗剂：螺内酯、依普利酮
β 受体拮抗剂	美托洛尔、比索洛尔
正性肌力药	（1）洋地黄类药物：地高辛、西地兰 （2）非洋地黄类药物：多巴胺、多巴酚丁胺、米力农、氨力农 （3）左西孟旦
抗凝和抗血小板聚集药物	（1）抗血小板聚集药物：阿司匹林、氯吡格雷 （2）抗凝药：华法林
SGLT2 抑制剂	达格列净、恩格列净、卡格列净、索格列净

13. 心力衰竭患者服药时应注意什么

首先，需遵医嘱服用，不可自行加量或减量。常用的药物，如ACEI、ARB、β 受体阻滞剂、ARNI 等，应该尽早使用，从小剂量开始，逐渐加量，直至达到最大耐受剂量或目标剂量，这样才能发挥药物的最大功效。此外，调整到最佳剂量后必须长期维持，避免突然停药。同时，注意观察药物的不良反应。

三、心力衰竭患者出院随访及自我管理

1. 心力衰竭患者出院就代表治愈了吗

心力衰竭是无法治愈的，但是通过按时服药、定期随访能够减轻或消除心力衰竭的症状，提高生活质量。

2. 出院后过了"易损期"，还要注意什么

心力衰竭患者在出院后早期（通常是 3 个月内）容易发生死亡或再住院等事件，因而这一特殊时期被定义为心衰易损期，即便是安全度过了"易损期"，由于心力衰竭危险性高，需要长期坚持规范治疗，按时复诊，否则疾病可能复发、恶化，危及生命。所以，心力衰竭患者出院后要学会自我评估，自我管理。

3. 回家后如何进行病情自我评估和管理

（1）气短，疲乏无力，如活动几分钟就感到气短、乏力。

（2）反复咳嗽不止。

（3）夜间难以入睡，睡着后出现憋闷、心慌，不能平躺入睡或要加一个枕头方可入睡。

第一步：今天感到气短吗

正常：
快走时不气短

症状加重：
短距离行走气短

通知医生：
休息时仍气短

第二步：睡觉时能够平卧吗

正常：
平躺睡觉不
感觉气短

症状加重：
需要垫两个枕
头才感觉不气

通知医生：
需要保持垂直
状态才能入睡

第三步：今天感到头晕吗

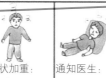

正常：
站立时不感觉
头晕

症状加重：
出现较长时间的
头晕

通知医生：
晕厥、黑蒙、
失去意识

第四步：今天腿有水肿吗

正常：
没有水肿

症状加重：
脚踝或小腿
水肿

通知医生：
水肿蔓延至膝盖

心力衰竭患者自我监测和管理

（4）尿量减少或夜尿增多。

（5）脚变大，原本的鞋子穿不上，用手指按压足部，会有一个"坑"。

（6）胃口差，食欲下降，腹胀。

（7）变胖了，体重 3d 重了约 2kg。

若出现以上症状，请及时到医院就诊。

4. 出院后随访内容有哪些

（1）监测生命体征，包括心率、血压、体重等。

（2）必要时行心电图、心脏彩超等检查。

（3）血常规、肝功能、肾功能、电解质（尤其是血清钾）、BNP、NT-proBNP 等。

（4）评估用药情况，包括药物的疗效及副作用，如长期服用阿司匹林或华法林的患者，要定期检查凝血功能、大小便常规及隐血，注意有无牙龈出血、鼻出血、皮肤瘀斑、血尿、黑便等出血情况。

（5）关注有无出现焦虑、抑郁。

（6）制定后续的治疗方案。

5. 心力衰竭患者为什么需要进行体重监测

心力衰竭患者要使用利尿药，监测体重有利于观察药物的效果及不良反应。监测体重还可以反映心力衰竭患者的病情变化。

6. 如何正确测量体重

每天在同一时间、着同类服装、用同一计量器测量体重，时间安排在晨起排尿后，早餐前最适宜。

7. 体重如何反映心力衰竭患者的病情变化

（1）体重增加通常出现在肺淤血或体循环淤血症状之前，提示体内液体潴留。

（2）体重减轻和厌食是心力衰竭患者常见的症状，可能与肾脏、肝脏功能障碍等有关，也可能是精神抑郁的标志。一般不建议中度或重度心力衰竭患者减轻体重，但活动受限的超重和肥胖患者除外。

8. 如何判断体重波动范围是否正常

若 24h 体重增加大于 1.5kg 或者 3d 体重增加大于 2kg，说明体内液体不断增加，心脏受累，应立即就诊。建议记录每天的体重及尿量。

9. 在家里还要记录尿量吗

监测尿量非常重要。心力衰竭会导致体内水钠潴留，即过多的水分存留在心脏，反过来，水钠潴留又会促使心力衰竭相关症状的出现，因此出入量管理极为重要。

10. 如何准确记录尿量

可以从每天早上 7 点开始，到第 2 天早上 7 点结束，每次排尿都用量杯或有刻度的尿壶测量并记下数值，计算 24h 的总和，就是一天的尿量了。

11. 在家只要注意体重和尿量吗

在家里不仅仅要注意体重和尿量，计算每天摄入的液体量同样重要。每天喝汤饮水一般少于 1500ml，不应超过 2000ml，保持每天出入量负平衡约 500ml。例如，每天喝汤饮水 1500ml，排出尿液 2000ml 左右是合适的。

12. 关于限水，有什么好建议

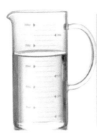

● 找个水杯，做好记号，或者用有刻度的杯子
● 不口渴时，不要饮水
● 如果嘴干，可以尝试含一块冰
● 需要关注每天所吃的食物、水果中的含水量

心力衰竭限水小妙方

13. 常见食物含水量有多少

常见食物含水量如表 4-3-1 所示。

表 4-3-1　常见食物含水量

食品名称	重量/g	含水量/ml	食品名称	重量/g	含水量/ml	食品名称	重量/g	含水量/ml
米饭	100	70	酱油	100	72	甜炼乳	100	28
粳米粥	100	89	醋	100	74	蜂蜜	100	20
面包	100	33	棉白糖	100	3	红糖	100	4
油条	100	23	砂糖	100	0	西瓜	100	94
馒头	100	44	鸭	100	80	荔枝	100	85
花卷	100	44	鸡	100	74	白葡萄	100	89
蒸饺	100	70	瘦猪肉	100	53	紫葡萄	100	88
包子	100	70	肥猪肉	100	6	柚	100	85
烙饼	100	30	肥瘦猪肉	100	29	汕头蜜橘	100	89
甜大饼	100	21	猪肝	100	71	黄岩蜜橘	100	88
咸大饼	100	22	猪心	100	79	福建小红橘	100	87
豆腐	100	90	猪舌	100	70	鸭梨	100	88
鸡蛋	40	30	猪腰	100	78	木梨	100	89

续表

食品名称	重量/g	含水量/ml	食品名称	重量/g	含水量/ml	食品名称	重量/g	含水量/ml
咸鸭蛋	100	61	猪肚	100	82	桃	100	82
松花蛋	100	68	香蕉	100	82	杏	100	90
油饼	100	31	菠萝	100	89	青梅	100	91
麻花	100	5	甘蔗	100	84	草莓	100	91
豆汁	100	96	瘦牛肉	100	79	樱桃	100	91
豆腐脑	100	91	肥牛肉	100	75	柿	100	82
豆腐干	100	70	肥瘦牛肉	100	78	石榴	100	79
炒花生米	100	2	小黄鱼	100	77	鲜桂圆	100	81
炸花生米	100	6	鲳鱼	100	81	干桂圆	100	26
牛奶	100	87	青鱼	100	79	草鱼	100	71
奶粉	100	5	带鱼	100	77	白鲢鱼	100	81
苹果	100	87	鲤鱼	100	76	广柑	100	86

14. 心力衰竭患者食盐摄入的标准是什么

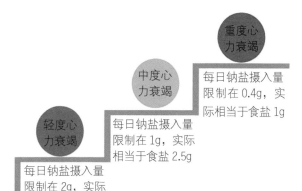

重度心力衰竭

每日钠盐摄入量限制在0.4g，实际相当于食盐1g

中度心力衰竭

每日钠盐摄入量限制在1g，实际相当于食盐2.5g

轻度心力衰竭

每日钠盐摄入量限制在2g，实际相当于食盐5g

注：粗略计算，1g盐约1角硬币那么大一堆。

心力衰竭患者食盐摄入标准

15. 心力衰竭患者如何合理饮食

（1）每天膳食应包括谷薯类、蔬菜水果类、鱼禽蛋奶类、大豆、坚果类等。

（2）餐餐有蔬菜。每天摄入400~500g新鲜蔬菜，深绿叶蔬菜应占50%。

（3）天天吃水果。每天摄入200~400g的新鲜水果，不能用果汁代替鲜果。

（4）每天喝低脂或脱脂的新鲜牛奶或酸奶250~300g。

（5）低脂肪饮食。优选鱼、禽，瘦肉、蛋类要适量，不吃肥肉，少吃油炸食品。

（6）清淡饮食，低盐低钠，避免腌制食品。

（7）控制食量，避免过饱。

16. 得了心力衰竭还能运动吗

得了心力衰竭还可以运动。运动是心脏康复的核心，可显著改善慢性心力衰竭患者的运动耐力，提高生活质量，改善抑郁情绪，显著降低再住院风险，改善临床预后，对左心室重构及舒张功能也有改善作用。

17. 严重心力衰竭患者该如何运动

严重的心力衰竭需要卧床休息，但在床上也应该进行主动或者被动的肢体活动，以防发生压力性损伤和深静脉血栓。

18. 心力衰竭患者日常生活中还应注意什么

（1）保证良好的睡眠（6~8h 的睡眠时间），不要熬夜。

（2）注意保暖，冬季外出时避免长时间暴露在寒冷环境中，出门前要做好保暖措施。

（3）预防感冒，尽量少去人员密集的场所，呼吸道感染是心力衰竭最常见、最重要的诱因。

（4）保持情绪稳定，避免过度紧张。

（5）保持大便通畅，避免用力排便。

（6）避免输液过多、过快。

（7）育龄妇女应在医生的指导下决定是否可以妊娠与自然分娩。家属要给予患者积极的支持，帮助树立战胜疾病的信心。

19. 心力衰竭病情较稳定时，可以外出旅行吗

稳定的心力衰竭患者可以回归正常生活，和家人朋友一起外出游玩。但要注意以下几点。

（1）避免劳累，量力而行，注意防寒保暖。

（2）建议患者旅行时携带既往病史和当前治疗方案的病历，可能的话携带一份近期的心电图。

（3）最好多带些药物，并放在不同的行李箱中，以保证旅行期间用药的连续性。

（4）监测并调整水分摄入量，特别是飞行时和高温环境下。

20. 得了心力衰竭，还能继续从事专职司机的工作吗

如果心力衰竭患者为专职司机，必须通过评估，NYHA 心功能维持在 Ⅰ 级或 Ⅱ 级、左室射血分数 > 35%，且未合并晕厥、心律不齐或其他疾病才能继续从事专职司机的工作。